高等卫生职业教育创新实验(训)教材

药理学实验指导

主　编　王　利　刘丹花
副主编　高　青　马记平
编　者　(按姓氏笔画排序)
　　　　马记平　郑州澍青医学高等专科学校
　　　　王　利　郑州澍青医学高等专科学校
　　　　王改利　郑州澍青医学高等专科学校
　　　　刘丹花　郑州澍青医学高等专科学校
　　　　李晓蒙　郑州澍青医学高等专科学校
　　　　陈小科　民生药业集团
　　　　郑　雁　郑州澍青医学高等专科学校
　　　　胡春霞　郑州澍青医学高等专科学校
　　　　高　青　郑州澍青医学高等专科学校

河南大学出版社
HENAN UNIVERSITY PRESS
·郑州·

图书在版编目(CIP)数据

药理学实验指导/王利,刘丹花主编.--郑州：河南大学出版社,2022.9
 ISBN 978-7-5649-5339-3

Ⅰ.①药… Ⅱ.①王…②刘… Ⅲ.①药理学-实验-教学参考资料 Ⅳ.①R965.2

中国版本图书馆 CIP 数据核字(2022)第 177436 号

策划编辑	阮林要
责任编辑	孙增科
责任校对	张雪彩
封面设计	史林英

出版发行　河南大学出版社
　　　　　地址:郑州市郑东新区商务外环中华大厦 2401 号　　邮编:450046
　　　　　电话:0371-86059750(高等教育与职业教育分公司)
　　　　　　　　0371-86059701(营销部)
　　　　　网址:hupress.henu.edu.cn

排　版	郑州宁昌印务有限公司		
印　刷	开封智圣印务有限公司		
版　次	2022 年 9 月第 1 版	印　次	2022 年 9 月第 1 次印刷
开　本	787 mm×1092 mm　1/16	印　张	14.5
字　数	318 千字	定　价	36.00 元

本书如有印装质量问题,请与本社联系调换。

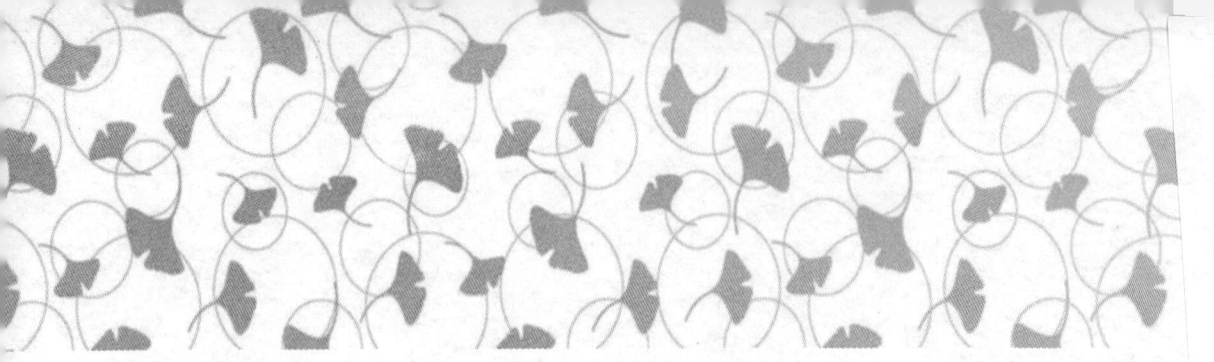

编审委员会名单

主 任 委 员 王左生　孟宪锋　徐玉芳
副主任委员 王　晨　潘守政　江开春　贺　生
委　　　员 王丙申　侯小丽　任　文　李福琴
　　　　　　　张佩琛　严　巍　王宪龄　高洪君
　　　　　　　李　省　廖仲夏　齐　蕊

前　言

　　药理学是研究药物与机体(含病原体)之间相互作用及其规律的一门实验性学科,是连接基础医学与临床医学、医学与药学的桥梁学科。同时,也是医学及药学各专业学生的一门专业核心课程。

　　药理学实验是药理学教学内容的重要组成部分,既可以对药理学理论进行验证,促进理论和实践相结合,加深学生对理论知识的理解,又有助于培养学生的动手能力和严谨的思维方式,为未来的工作和科学研究奠定基础。随着教学改革的不断深入,线上课程、课程思政的不断发展,人们对实验教学的重视程度及要求也不断提高。为了适应新时代药理学教学改革的要求,需要新的与理论教材相适应且符合教学大纲要求的实验教材以提高实验教学质量。

　　本书是郑州澍青医学高等专科学校药理学教研室、科研一线教师依据多年教学经验联合编写的教材,主要由以下部分组成:总论、神经系统药物、作用于内脏的药物、化学治疗药物及综合实验,介绍了药理学实验基本知识和实验动物基本操作技能,结合教学进程选择经典实用的实验内容和综合性实验,既有整体动物实验,又有离体器官和细胞实验;既有定性实验,又有定量实验,同时结合临床病例在巩固和加深基本理论的同时使学生初步掌握药理学实验的基本方法,具备对药物作用进行观察、比较、分析、综合以及指导临床用药的能力。通过本课程教学,使学生在知识、素质和能力三个层面达到识记各类代表药物的药理作用、作用机制、药动学特点、临床用途、不良反应及用药注意事项;培养良好的职业道德素质和科学思维,增强独立分析、解决实际问题,正确书写处方与医嘱以及合理用药的能力。

　　本教材的编写得到了郑州澍青医学高等专科学校各级领导和同事的大力支持。在此,向他们表示衷心的感谢!

　　由于时间紧迫及编写人员的水平和能力所限,本教程存在的不妥之处恳请读者批评指正,以使其日臻完善。

编　者
2022 年 3 月

目 录

项目一　总　论 ·· 001
  任务一　药理学实验基本知识与技能 ·· 003
  任务二　给药剂量对药物作用的影响 ·· 025
  任务三　给药途径对药物作用的影响 ·· 031
  任务四　药物剂型对药物作用的影响 ·· 037
  任务五　尿液 pH 值对阿司匹林排泄的影响 ·· 045
  任务六　肾功能状态对药物作用的影响 ·· 049
  任务七　肝功能状态对药物作用的影响 ·· 052
  任务八　药物的拮抗作用 ··· 056
  任务九　药物基础知识及处方 ··· 060

项目二　神经系统药物 ·· 069
  任务一　烟的毒性实验 ·· 071
  任务二　有机磷酸酯类农药中毒及其解救 ·· 075
  任务三　普萘洛尔的抗缺氧作用 ·· 081
  任务四　苯巴比妥钠的抗惊厥作用 ··· 085
  任务五　氯丙嗪的降温作用 ··· 089
  任务六　镇痛药的镇痛作用 ··· 094
  任务七　药物对兔眼瞳孔的影响 ·· 098
  任务八　尼可刹米对呼吸抑制的解救 ·· 104

项目三　作用于内脏的药物 ··· 107
  任务一　硫酸镁的导泻作用 ··· 109
  任务二　药物对尿生成的影响 ··· 113
  任务三　药物对血压的影响 ··· 121

任务四　药物对凝血时间的影响 …………………………………… 130
　　任务五　胰岛素过量毒性反应及其解救 …………………………… 135
　　任务六　药物的镇咳作用 …………………………………………… 139
　　任务七　药物的祛痰作用 …………………………………………… 143
　　任务八　药物的抗溃疡作用 ………………………………………… 147

项目四　化学治疗药物 …………………………………………………… 151
　　任务一　青霉素的抗菌作用 ………………………………………… 153
　　任务二　链霉素的毒性反应及钙剂的对抗作用 …………………… 157
　　任务三　药物的体外抗菌活性实验 ………………………………… 160
　　任务四　红霉素的配伍实验 ………………………………………… 165
　　任务五　磺胺嘧啶溶解度的测定 …………………………………… 168
　　任务六　磺胺嘧啶血药浓度的测定 ………………………………… 171
　　任务七　氟尿嘧啶对小鼠肉瘤的抑制作用 ………………………… 173

项目五　综合实验 ………………………………………………………… 177
　　任务一　病例分析 …………………………………………………… 179
　　任务二　药理学实验设计 …………………………………………… 189

参考答案 …………………………………………………………………… 195
　　病例讨论　参考答案 ………………………………………………… 197
　　思考题　参考答案 …………………………………………………… 207

参考文献 …………………………………………………………………… 222

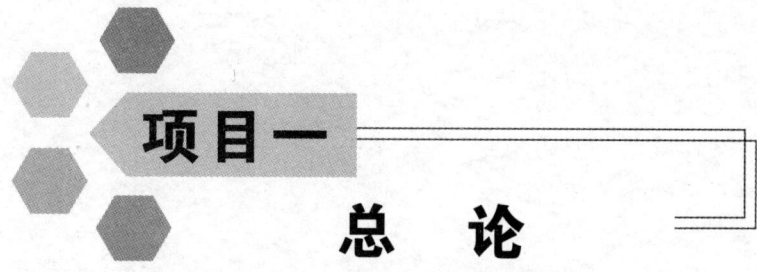

项目一 总　论

任务一 药理学实验基本知识与技能

第一章 药理学实验须知

第一节 药理学实验课的目的和要求

一、药理学实验课的目的

药理学实验课的目的是通过相关理论的学习、实验仪器的使用、基础和综合性实验的操作及分析,加深学生对药理学课程理论的理解,掌握药理学的基本知识和药理学实验的基本方法,培养学生获取知识的能力、动手能力、观察分析及解决问题的能力、科学思维能力、口头和书面表达能力,培养学生对科学研究工作的兴趣和实事求是、严谨认真的科学态度。

二、药理学实验课的要求

(一)实验前

1.仔细阅读实验指导,了解实验的目的、原理、基本内容、实验方法和操作步骤,尤其是实验的注意事项,避免实验中出现忙乱和差错。

2.实验前结合实验内容,复习有关的药理学、生理学和生物化学等方面的理论知识,充分理解实验设计的原理和意义,在实验前做到心中有数,力求提高实验课的效果。

3.根据实验项目,预测各个步骤可能出现的结果,并尝试用已知的理论知识对其加以解释;预估实验中可能出现的情况和发生的问题。

(二)实验中

1.认真听取指导教师的讲解,注意观察示教操作;严格按照实验指导上的步骤进行操作,正确使用器械,规范抓取实验动物,准确计算给药量,以防被动物咬伤或出现差错造成实验失败。

2.认真、细致地观察实验过程中出现的现象,随时记录药物反应出现的时间、动物的表现以及最后结果,联系理论内容进行思考。

3.每小组中各成员应积极参与实验,根据不同的实验项目,轮流担任不同的角色,以得到全面锻炼;在比较复杂的实验中应明确分工、积极配合,以保证实验的顺利进行。

4.实验过程中要注意爱护实验器材,节约药品及实验材料,避免浪费;实验中用到的强酸、强碱等腐蚀性试剂,应倒入指定的容器内,以防造成损坏和污染。

5.保持实验室安静,禁止进行与实验无关的操作;实验中若出现问题,应及时向指导教师汇报情况,请求给予帮助。

(三)实验后

1.洗净擦干实验器材并整理清点,物归原位;清洁实验台面,清除血迹和污渍;将实验后的存活动物和动物尸体按要求放到指定地点;手套、口罩、棉签等医疗垃圾应放入医疗垃圾桶内,严禁混入生活垃圾中。

2.组长安排值日生打扫实验室,包括清扫地面、黑板,整理讲台,倒掉垃圾,关闭水、电和门窗,经指导教师检查合格后,在实验室值日台账上签名后方可离开。

3.认真整理实验结果,经过分析、思考,写出实验报告,按时交给指导教师评阅。

第二节 实验报告的书写

实验报告是在科学研究活动中为了检验某一科学理论或假设,通过实验中的观察、分析、综合、判断,如实地把实验的全过程和实验结果用文字形式记录下来的书面材料。实验报告反映了学生的实验水平及理论水平,也是和他人交流研究经验及供本人日后查阅的重要资料,可以为毕业后开展科研工作打下良好的基础。实验报告要求结构完整、条理分明、重点突出、文笔简练、书写工整,措辞应注意科学性和逻辑性。

实验报告的内容可按照每个实验的具体要求来写,但是基本内容应包括以下几个方面。

1.一般项目　专业、班级、组别、姓名、指导教师、实验日期、实验合作者。

2.实验题目　应言简意赅,20字以内。

3.实验目的　简要说明本次实验的目的或意义,如通过本次实验应掌握、熟悉和了解的相关理论,熟练的实验技能和方法。

4.实验动物　实验动物的种类、性别、年龄、体重、健康状况、数量等。

5.实验药品　药品或试剂的名称、浓度、剂量等。

6.实验仪器　主要使用仪器的名称、型号等,也包括手术器材、玻璃器材等。

7.实验方法和步骤　要详细、清晰,使别人能看懂、能重复。如果实验方法临时有变更,或者由于操作技术方面的原因影响观察结果时,应作简要说明。

8.实验结果　可用文字,也可用表格或图示等多种方法表示,是实验报告中最重要的部分。为保证其绝对的真实性,应将实验过程中所观察到的现象真实、正确、全面、详细地记录,实验结束后立即进行整理。不可单凭记忆或将原始记录搁置很久之后再做整理,这样易致实验结果遗漏或错误。切记以理论推导结果代替实验结果,特别是实验结果与相关理论不一致时,更要认真分析、查找原因。实验报告上一般只列经过归纳、整理的结果,但原始记录应保存备查。

9.实验讨论　应针对实验中所观察到的现象与结果,联系课堂讲授的理论知识,通过分析和思考,进行客观、深入的解释和讨论。要根据实验内容详细讨论实验结果说明了什么,是否达到了实验目的、观察到了设计的现象;各项指标说明了哪些问题;实验成功或失败的原因,应吸取的经验教训。讨论不可脱离实验结果空谈理论,要理论联系实际,要判断实验中出现的是否为与理论一致的预期结果,如果属于非预期结果,则应该分析其产生的可能原因。

10.实验结论　是从实验结果中归纳出的一般性、概括性的判断,也就是对本实验所能说明的问题、验证的概念或理论的简要总结。结论应简明扼要,不应罗列和重复具体的结果,在实验中没有得到充分证明的问题不应写入结论中。

实验讨论和结论的书写是富有创造性的工作,应该严肃认真,不应盲目抄袭书本和他人的实验报告。可适当开展同学间的讨论,加深对实验的理解。

书写实验报告应按照规定,使用统一的报告册和规范的撰写格式,并在规定时间内由班长收齐后送交指导教师评阅。

第二章　实验动物的基本知识

第一节　常用实验动物的特点

实验动物是指经人工定向培育,对其携带的微生物和寄生虫实行控制,其遗传背景明确,来源清楚,并在相应的环境设施内饲养,用于科学研究、教学、生产、检定以及其他科学实验的动物。教学实验中常用的动物有小鼠、大鼠、豚鼠、家兔、猫、犬、青蛙、蟾蜍等。

一、小鼠

小鼠(mouse)属哺乳纲、啮齿目、鼠科、小鼠属。小鼠经过长期的培育,性情比较温顺,易于捕捉和饲养管理。喜群居于黑暗、安静环境中,昼伏夜出,其进食、交配、分娩多发生在夜间,对外界环境反应敏感,适应性差,对多种毒素、致癌物和病原体敏感,自发性肿瘤多。小鼠发育迅速,6~7周龄时性成熟,性周期为4~5天,妊娠期为19~21天,特别是有产后发情便于繁殖的特点,一次排卵10~23个(视品种而定),每胎产仔8~15只,年产仔胎数6~10胎,繁殖力很强。

小鼠由于体形小,生长繁殖快,饲养管理方便,且可复制出多种病理模型,又有明确的质量标准,已培育成大量的近交系、突变系和封闭群,因此成为医学实验中用途最广泛和最常用的动物。在药理学实验中常用于药物的筛选试验、药物急性毒性试验、半数致死量或半数有效量的测定、生物药品和制剂的效价测定、某些药物药效和副作用的评价等,也可用于肿瘤学、传染性疾病、遗传学和遗传性疾病、老年病学、免疫学、计划生育、微生物学和寄生虫学等相关实验研究。

二、大鼠

大鼠(rat)属哺乳纲、啮齿目、鼠科、大鼠属。性情不如小鼠温顺,受惊时表现凶恶,易咬人。其繁殖力强,对新环境适应性强,易接受通过正负强化进行的多种感觉指令的训练。肝的再生能力很强,部分切除后仍可再生。有胆管,无胆囊,胆管与十二指肠相接,可做胆管插管收集胆汁。不会呕吐,因此不能用于催吐实验。大鼠的垂体-肾上腺系统功能发达,常用于应激反应和肾上腺、垂体等内分泌功能实验。大鼠血压和血管阻力对药物反应敏感,最适合做筛选心血管及老年病药物的试验。大鼠踝关节对炎症反应敏感,用于抗关节炎药物的研究。另外,大鼠足蹄浮肿法是最常用的筛选抗炎药物的方法。大鼠在药理学研究方面的应用极为广泛,几乎所有药物的药理研究都使用大鼠。在药物的慢性试验中,可确定药物的吸收、分布、代谢、排泄和剂量反应曲线,以及服药后的临床和组织学检查,还用于研究药物致畸试验。其使用频率仅次于小鼠,尤其适合于在小鼠身上不便开展的实验,如需血量较大、需要检测多项血液和生化指标的研究项目。

三、豚鼠

豚鼠(cavia porcellus)属哺乳纲、啮齿目、豚鼠科、豚鼠属,又称天竺鼠、荷兰猪等。豚鼠性情温顺、胆小,一般不伤人,喜欢安静、干燥、清洁的环境。豚鼠听觉发达,能识别多种不同的声音。豚鼠体内缺乏左旋葡萄糖内酯氧化酶,其自身不能合成维生素C,当维生素C缺乏时,出现坏血症,其症状之一是后肢出现半瘫痪,是研究实验性坏血病和维生素C生理功能的理想动物模型。豚鼠对青霉素、四环素、红霉素等抗生素类药物反应敏感,较大剂量用药后48小时常可引起急性肠炎,甚至死亡,这是由于豚鼠肠道正常菌群在抗生素作用下产生内毒素所致。

在药物学研究中,豚鼠用途广泛。豚鼠皮肤对毒物刺激反应灵敏,其反应近似人类,常用于局部皮肤毒物作用的试验,如研究化妆品对局部皮肤的刺激反应。豚鼠对组胺类药物很敏感,可引起支气管痉挛性哮喘,常用于平喘药和抗组胺药物药效的测试模型。豚鼠对结核杆菌、白喉杆菌、鼠疫杆菌、布氏杆菌和沙门菌比较敏感,尤其对结核杆菌高度敏感,感染后的病变酷似人类,是用于病原的分离、鉴别、诊断和各种抗结核病药物的筛选以及病理研究的最佳动物。豚鼠妊娠期长,胎仔发育完全,幼仔形态功能已成熟,适用于药物或毒物对胎仔后期发育影响的试验,此点优于其他实验动物。

四、家兔

家兔(rabbit,oryctolagus cuniculus)属哺乳纲、兔形目、兔科、真兔属。家兔性情温顺,群居性差,胆小怕惊,听觉、嗅觉灵敏,喜干怕热,有从肛门口直接食粪的癖好,喜欢磨牙且具有啃木习惯。兔耳大,血管清晰,耳缘静脉表浅,便于注射和采血,常用于止血药物的研究。兔的眼球大,便于进行手术操作和观察,是眼科研究中最常用的动物,如在双侧眼角膜上复制等大、等深的创伤瘢痕模型,以左右对比观察药物疗效和治疗原理,可排除异体间的个体差异。颈神经血管束中有3根粗细不同的神经,最粗、色白者为迷走神经,较细、呈灰白色者为交感神经,最细者为减压神经,自成一束,而人、猫、犬等此神经并不单独行走,此解剖学特点便于研究减压神经与心血管活动的关系。兔属刺激性排卵动物,交配后10~12小时排卵,且家兔卵子是哺乳动物中最大的,是在卵裂阶段最容易在体外培养的卵子,适于胚胎移植。作为机能学实验中最常用的动物之一,家兔可用于血压、呼吸、尿生成等多项实验,还可用于代谢障碍、酸碱平衡紊乱、水肿、炎症、缺氧、发热、DIC、休克、冠心病、急性及慢性毒性试验等方面的研究。

家兔的品种很多,常用的有:①青紫蓝兔,体质强壮,耐寒,适应性强,容易饲养,生长较快;②中国白兔,是我国长期培育的品种,适应性好,但抵抗力不如青紫蓝兔;③新西兰白兔,近年来引进的大型优良品种,该兔最大特点是产肉率高,以早期生长快而著称,成熟兔体重在4~4.5 kg;④日本大耳白兔,适应性好,是我国饲养数量较多的一个品种,被毛全白,耳朵长而大,血管清晰,便于静脉注射和采血,是较理想的实验家兔。

五、猫

猫(cat,felis domestic)属哺乳纲、食肉目、猫科、猫属。猫性情急躁,本性凶恶,其典型行为特点是聪明,性格孤僻、自私易嫉妒,行动敏捷。猫生性谨慎,对周围环境的变化特别敏感,因而在环境改变的情况下,应使猫适应一段时间后再进行实验。猫舌的表面布满无数丝状的突起乳头,被有呈倒钩状的较厚的角质层,便于舔除附在骨上的肉,这是猫科动物所特有的结构。猫属于典型的刺激性排卵动物,即只有经过交配刺激才能排卵。猫的循环系统发达,心搏力强,血管壁较坚韧,血压稳定,便于手术操作,能描绘出完好的血压曲线,对强心苷较敏感,适合进行药物对循环系统作用机制的分析。猫对呕吐反应敏感,适宜进行呕吐反射方面的实验。猫对吗啡的反应和其他动物相反,大鼠、兔、犬、猴等主要表现为中枢抑制,而猫表现为中枢兴奋。猫具有极敏感的神经系统,头盖骨和脑的形状固定,是脑神经生理学研究的绝好实验动物,可在清醒条件下研究神经递质的释放和行为变化的相关性。在药理学研究中,用脑室灌流可研究药物的作用部位、药物如何通过血-脑屏障,观察阿托品对毛果芸香碱的拮抗作用及分析药物对交感神经节和节后神经纤维的影响等实验。

猫的品种很少,一般分为家猫和品种猫两大类。世界上现有品种猫35种以上,分长毛种和短毛种2类,因长毛猫易污染实验环境、实验操作不便、体质虚弱、实验耐受性差,故用于实验的猫多为短毛猫。目前我国实验中使用的猫绝大部分为家养杂交猫,以毛色分为黑猫、白猫、花猫等,少数单位如华北制药厂培育出的虎皮猫是具有较稳定遗传背景的品种猫。

六、犬

犬(dog,canis familiaris)属哺乳纲、食肉目、犬科、犬属。犬喜近人,易驯养,经过短期训练可服从人的意志和领会简单意图,能很好地配合实验,故非常适合于进行慢性实验,如条件反射实验、各种药效学实验、毒理学实验、内分泌腺摘除实验等。犬的视力很差,其视网膜上没有黄斑,即没有最清楚的视觉点。犬为红绿色盲,故不能以红绿色作为条件刺激来进行条件反射实验。犬的神经系统、血液循环系统、泌尿生殖系统发达,血管、输尿管和尿道粗大坚韧,便于分离和插管,适合做失血性休克、DIC、脂质在动脉中的沉积、急性心肌梗死、心律失常、急性肺动脉高压、肾性高血压等多种病理模型。犬的消化系统也很发达,与人有相同的消化过程,所以特别适合于做唾液腺瘘、食管瘘、肠瘘、胰液管瘘、胃瘘、胆囊瘘等来观察胃肠运动和消化、吸收、分泌等过程。另外犬也广泛用于实验外科学、非传染性及传染性疾病研究、肿瘤学研究、行为学及精神病研究、老年学研究等。

国际上用于医学研究的犬主要有比格犬、四系杂交犬、纽芬兰犬、墨西哥无毛犬等,其中比格犬温驯易捕,亲近人,对环境适应力强,抗病力强,性成熟早,产仔多,被公认为较理想的实验用犬,已成为目前实验研究型别中最标准的动物。我国繁殖饲养犬品种繁多,主要有华北犬、西北犬、狼犬等。

七、青蛙和蟾蜍

青蛙(frog,rana nigromaculate)和蟾蜍(toad,bufo gargarizans)属两栖纲、无尾目,青蛙属蛙科,蟾蜍属蟾蜍科。蟾蜍和青蛙由于皮肤裸露,不能有效地防止体内水分的蒸发,因此怕干旱和寒冷,常生活在田间、池塘等潮湿的环境中,以昆虫等幼小动物为食料。冬季在土壤中冬眠,春天出土。蟾蜍和青蛙在我国分布广泛,夏秋季节容易捕捉,蟾蜍比青蛙在捕捉和饲养等方面更为简便,因而用途更广。两者常用于生理、药理学实验。蛙类的心脏在离体情况下仍可以有节奏地搏动很久,常用来研究心脏的生理功能和药物对心脏的作用。蛙类的腓肠肌和坐骨神经可用来观察外周神经的生理功能,药物对神经、横纹肌或神经-肌肉接头的作用。蛙舌和肠系膜可用来观察炎症及微循环变化。此外,用蛙和蟾蜍可观察脊髓休克、脊髓反射、反射弧分析等相关的实验。

第二节 实验动物的选择

实验动物的品种、品系达数百种,每种实验动物不同品种、品系间生物学特性差异较大,因此,实验动物的选择是进行医学科学研究首要考虑的问题,其选择恰当与否直接关系到实验的设计、经费的开支、研究方法的繁简,甚至影响到实验结果的科学性和可靠性。因此必须根据实验动物的特点和实验内容选用合适的实验动物。

一、实验动物选择的原则

在结合实验动物的生物学特性基础上,根据各实验项目的目的和要求来选择,选择实验动物时应遵循以下原则。

1.相似性原则　医学研究中需要选择在结构和功能、时相或年龄状态、群体分布、生理或健康状况、疾病特点及操作实感等方面与人类具有相似性的动物,否则将影响实验结果的可靠性。如猪的皮肤组织学结构与人相似,上皮再生性、皮下脂肪层及烧伤后内分泌代谢也相似,因此在烧伤实验研究中小型猪是较理想的实验动物;研究散热功能时不选择犬类动物,因为犬的皮肤汗腺极不发达,主要靠增加呼吸频率,将舌头伸出口外做喘式呼吸以加速散热,这与人类的散热机制不同。

2.易获性原则　即在不影响实验质量的前提下,选用最易获得、最经济、最易饲养管理的实验动物来做实验研究,这样可以减少实验研究中的许多困难,大大增加实验研究的可行性和易行性。如小型啮齿类动物繁殖周期短、易于饲养和大量采购,从而适用于多种实验教学,而不具有多胎性、繁殖周期长的动物不宜用于实验教学。

3.重复性原则　为保证实验结果的准确性和重复性,在实验研究中,只能选用经遗传学、微生物学、环境及营养控制而繁育的标准化实验动物,这样才能排除细菌、病毒、寄生虫和潜在疾病对实验结果的影响,才能排除实验动物的杂交、遗传学污染而造成的个体差异及实验反应的不一致。

4.选用解剖、生理特点符合实验目的的动物　如家兔颈部的交感神经、迷走神经和减压神经是独立行走的,而其他动物的减压神经并不单独行走,因此要研究减压神经对心脏的作用时,须选用家兔;大鼠没有胆囊,不能做胆囊功能的研究,却适合胆管插管,收集胆汁,从而进行消化功能等方面的研究;大鼠、小鼠、猪、豚鼠等实验动物是按照一定周期进行排卵的,不交配也可正常排卵,而兔和猫属于典型的刺激性排卵动物,只有经过交配的刺激才能进行排卵,因此可选用成年雌兔来诱发排卵,是观察药物与排卵的影响关系,进行避孕药研究最常用的实验动物。

5.选用患有类似人类疾病的近交系或突变系动物　许多自发性或诱发性疾病模型能局部或全部反映人类的疾病过程,这些疾病有的可经遗传学方法固定于动物品系之中,有的可在动物身上诱发复制,如无胸腺裸鼠、肥胖症小鼠等带有免疫缺陷病、遗传性疾病的动物在一定程度上减少了人为因素,更接近自然的人类疾病,其应用价值很高。

6.选用结构简单又能反映研究指标的动物　进化程度高或结构复杂的动物,有时会给实验条件的控制和实验结果的获得和分析带来难以预料的困难。在能反映研究指标的前提下,应选用结构功能简单的动物。果蝇具有生活史短(12 天左右)、饲养简便、染色体少(4 对)、唾液腺染色体制作容易等优点,是遗传学研究的绝好动物。

二、实验动物的选择

动物对外界刺激的反应存在着种属差异和个体差异,为了减少实验误差,在动物的选择上应注意种属、品系、年龄、性别、生理状态、健康状况等因素。

1.种属　动物种属不同对药物反应存在很大差异,有时甚至有质的不同。如鼠、兔对催吐药不敏感,而犬、猫则较为敏感;吗啡对一般动物具有抑制作用,但对猫却能引起兴奋;大鼠对强心苷不敏感,而猫对强心苷敏感;大鼠能自行合成维生素 C,故对缺乏维生素 C 不敏感,而豚鼠对缺乏维生素 C 及变态反应特别敏感;家兔体温变化灵敏,常用于研究解热药和致热原检查;蛙、蟾蜍的离体心脏可搏动几小时,适用于研究药物对心脏的作用。由于不同种类动物对药物反应的差异较大,故实验最好采用两种或两种以上的动物,以保证实验结果的可靠性和科学性。

2.品系　同一种动物的不同品系对同一刺激的敏感性存在明显差异。如 $C_{57}BL$ 小鼠对肾上腺皮质激素的敏感性比 DBA 小鼠高 12 倍;津白 1 号小鼠为自发低乳腺癌系,津白 2 号为自发高乳腺癌系;GH 系大鼠心率快于正常血压品系的 20%,体脂肪含量较低,心脏比正常品系大 50%,是研究高血压和心血管疾病的良好模型。

3.年龄　不同年龄的动物对外界因素可呈现出不同的反应和应激状态,一般而言,应选择性成熟的青壮年动物为宜。老龄动物的代谢和各系统功能均下降,除特殊实验外不宜选用。在选择实验动物年龄时,应注意各种实验动物之间、实验动物与人之间的年龄对应,以便进行分析和比较。动物一般按体重推算年龄,大体上成年小鼠为 20~40 g,大鼠为 250~500 g,豚鼠为 800~950 g,家兔为 4~5 kg,猫为 2~4 kg,犬为 7~15 kg。同一实验中,动物体重尽可能一致,若相差悬殊,容易增加动物反应的个体差异,影响实验结果的准确性。

4.性别　实验表明,不同性别的动物对同一因素的敏感性不同。如给大鼠皮下注射 30% 的乙醇溶液 0.1~0.2 mL,雄性动物死亡率达 84%,而雌性动物死亡率只有 30%;雌性大鼠对麻醉剂(戊巴比妥钠)的敏感性为雄性动物的 2.5~3.8 倍。一般来说,实验如对动物性别无特殊要求,则宜选用雌雄各半。如已证明性别对实验无影响时,可雌雄不拘。

5.生理状态　动物处于特殊的生理状态如怀孕、哺乳时,对实验结果的影响很大,因此实验不宜选用处于特殊生理状态的动物。但是为了达到特定的实验目的,如要研究药物对妊娠及后代在胎内、产后的影响时,就必须选用怀孕动物。

6.健康状况　实验证明,动物处于衰弱、饥饿、疾病、寒冷等情况时,实验结果很不稳定。因此实验应选择健康状况良好的动物。健康的动物体形丰满,发育正常,被毛浓密有光泽,皮肤无创伤、脓痂,眼睛明亮,行动敏捷,反应灵敏,食欲良好,眼耳鼻无分泌物流出,腹部无膨隆,无呕吐、腹泻、便秘,肛门口清洁,无震颤等。一般在实验前,选好的动物需有7~10天的预检。

三、药理学研究中实验动物的选择与应用

1.作用于神经系统的药物研究　大鼠和小鼠的活动在夜间比白天多,研究中枢神经系统抑制药时在夜间进行实验较好;鼠类动物在受到强铃声刺激时,能产生一种定型的运动性发作,即"听源性发作",这是研究抗癫痫药物的一种常用模型,可选用DBA/2J系小鼠供科研用;镇痛剂对猴的依赖性表现与人较为接近,戒断症状又较明显且易于观察,因此应用猴研究镇痛剂的依赖性较为理想,已成为新的镇痛剂进入临床应用前必须做的试验。

2.作用于心血管系统的药物研究　研究抗心肌缺血药物可选用犬、猫、家兔、大鼠和小鼠。研究抗心律失常药物可选用豚鼠,不宜用小鼠,因小鼠不宜操作。研究降压药物一般选用犬、猫或大鼠,肾血管型高血压大鼠(SHR)是良好的模型动物,因家兔外周循环对外界环境刺激极敏感,血压变化大,故不适合做降压药研究。研究治疗心功能不全药物常用猫、豚鼠、家兔、犬,一般不用大鼠,因为大鼠对强心苷和磷酸二酯酶抑制剂的反应不敏感。

3.作用于呼吸系统的药物研究　镇咳药筛选的首选动物是豚鼠,因为豚鼠对化学刺激或机械刺激都很敏感,刺激后能诱发咳嗽。犬在清醒或麻醉状态下,化学刺激、机械刺激或电刺激其胸膜、气管黏膜或颈部迷走神经均能诱发咳嗽,并且对反复应用化学刺激所引起的咳嗽反应较其他动物变异小,故特别适用于观察药物的镇咳作用持续时间。兔对化学刺激或电刺激不敏感,刺激后引发喷嚏的机会较咳嗽多,故很少用于筛选镇咳药。大鼠和小鼠接受化学刺激虽能诱发咳嗽,但是咳嗽和喷嚏动作很难区别,变异较大,特别是反复刺激时变异更大,实验可靠性较差。

第三章　动物实验的基本操作技术

第一节　实验动物的捉拿与固定

一、小鼠

小鼠性情温和,一般无须戴手套捉拿,但也要提防被咬伤。捉拿小鼠有两种方法,即双手捉拿法和单手捉拿法。双手捉拿时先用右手抓住鼠尾将小鼠轻轻提起,放在粗糙面上(如鼠笼盖或实验台),此时小鼠前肢紧紧抓住粗糙面,迅速用左手拇指和食指捏住小

鼠双耳和颈背部皮肤,并用无名指、小指和手掌尺侧夹持尾根部将小鼠固定在左手心中(图1-1-1)。单手捉拿法是用左手拇指和食指抓住小鼠尾部,移交给小指与手掌尺侧,再用拇指和食指捏住其双耳和颈部皮肤。前一种方法简单易学,后一种方法较难,但捉拿快速。这两种捉拿方法多用于灌胃及肌内、腹腔和皮下注射等。如若进行心脏采血、解剖、外科手术等实验时,就必须要固定小鼠,使小鼠呈仰卧位(必要时先进行麻醉)固定在小鼠实验板上。

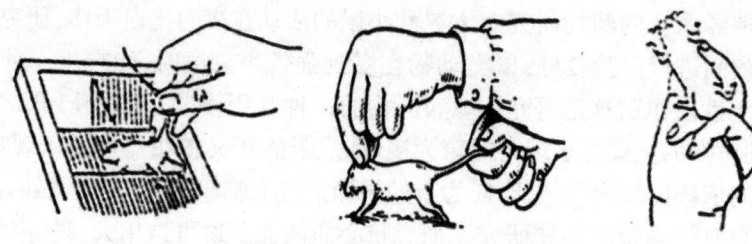

图1-1-1 小鼠的捉拿方法

二、大鼠

大鼠受攻击时会咬人,因此捉拿大鼠具有一定危险性,若操作者不熟练最好戴防护手套(帆布或硬皮质手套均可)。捉拿大鼠特别注意不能捉提尾尖,也不能让大鼠悬在空中时间过长,否则易激怒大鼠和易致尾部皮肤脱落。若是灌胃及腹腔、肌内和皮下注射时,可采用与小鼠相同的手法,即先用右手提起大鼠尾巴,将其置于鼠笼盖或粗糙面上,再用左手拇指、食指捏住大鼠耳朵、头颈部皮肤,余下三指和手掌紧捏住背部皮肤,置于掌心中,调整大鼠在手中的姿势后即可操作(图1-1-2)。另一种方法是张开左手虎口,迅速将拇指、食指插入大鼠腋下,虎口向前,其余三指及掌心握住大鼠身体中段,并将其保持仰卧位,之后调整左手拇指位置,紧抵在下颌骨上(但不可过紧,否则会造成窒息),即可进行实验操作。麻醉的大鼠可置于大鼠实验板上(仰卧位),用橡皮筋或棉线固定好四肢,为防止苏醒时咬伤人和便于颈部实验操作,应用棉线将大鼠两上门齿固定于实验板上。

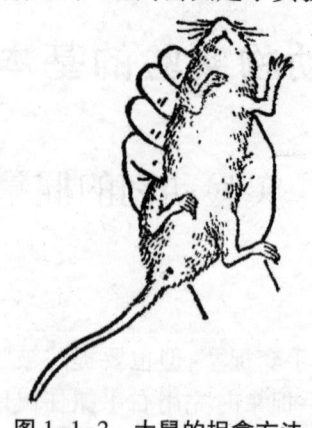

图1-1-2 大鼠的捉拿方法

三、豚鼠

豚鼠性情温和，胆小易惊，不宜强烈刺激，所以在抓取时，必须稳、准、迅速。一般抓取方法是：先用右手掌迅速扣住豚鼠背部，抓住其肩胛上方，以拇指和食指环握颈部，另一只手托住其臀部（图1-1-3）。体重小者可用一只手捉拿，体重较大者宜用双手捉拿。

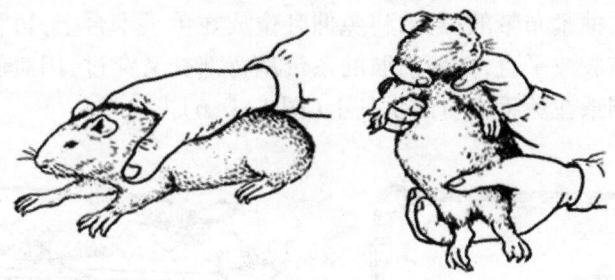

图1-1-3 豚鼠的捉拿方法

四、家兔

抓取家兔时，一手抓住其颈背部皮肤，轻轻把动物提起，另一手托住其臀部，使动物体重主要落在掌心上，以免损伤动物颈部（图1-1-4）。家兔一般不咬人，但脚爪锐利，要特别注意避免被抓伤。此外，捉拿时切忌强提兔耳、一侧肢体或腰背部，这些手法会造成动物耳、颈椎或双侧肾脏的损伤。

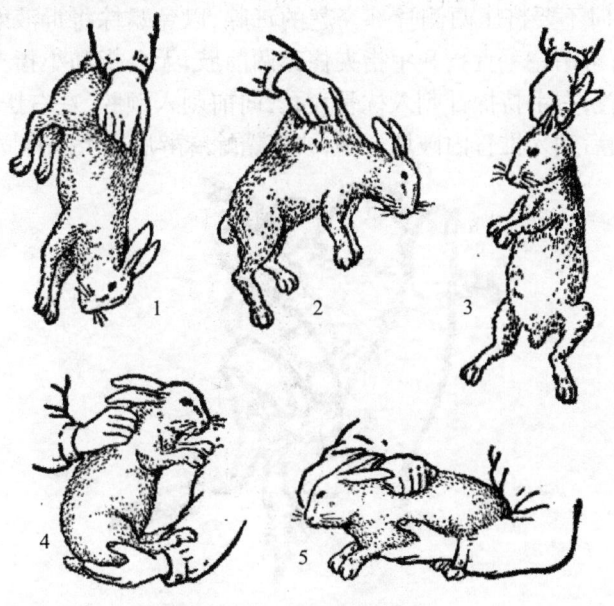

图1-1-4 家兔的抓取方法
1、2、3均是错误的方法，4、5中以4多用

家兔的固定方法根据实验需要而定,常用兔盒或兔台固定。

1. 兔盒固定　用于耳血管注射、取血或观察耳部血管的变化等。此时可将家兔放入木制或铁皮制的兔固定盒内,关闭兔盒顶盖,仅使头部及双耳伸出兔盒前壁的凹型口(图1-1-5)。

2. 兔台固定　需要观察血压、呼吸和进行颈、胸、腹部手术时,应将家兔以仰卧位固定于兔手术台上。固定方法是先以四条1 cm宽的布带做成活的圈套,分别套在家兔的四肢腕或踝关节上方,抽紧布带的长头,将兔仰卧位放在兔手术台上,再将头部用兔头固定器固定,然后将两前肢放平直,把两前肢的系带从背部交叉穿过,用对侧的布带压住本侧的前肢,将四肢分别系在兔手术台的木柱上(图1-1-6)。

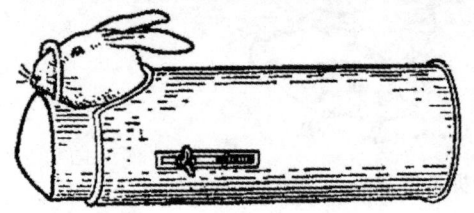

图1-1-5　家兔盒式固定

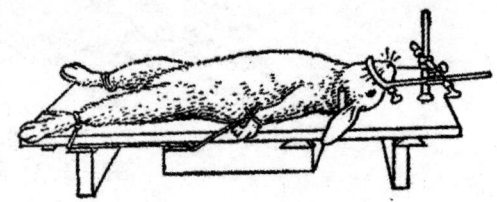

图1-1-6　家兔台式固定

五、蟾蜍

抓取蟾蜍时,可先在蟾蜍体部包一层湿布,用左手将其背部紧贴手掌固定,以左手拇指及食指压住其前肢,把后肢拉直,并以中指、无名指及小指夹住,右手即可进行实验操作(图1-1-7)。抓取蟾蜍时不要挤压两侧耳部突起的毒腺,以免蟾蜍将毒液射到实验者眼睛里。需要长时间观察时,可用左手食指和中指夹住其两前肢,无名指和小指夹住其两后肢,拇指触摸枕骨大孔的位置,右手持探针刺入枕骨大孔,向前刺入颅腔,左右摆动探针捣毁其脑组织,然后退回探针向后刺入椎管内破坏脊髓,或将蟾蜍麻醉后用大头针固定在蛙板上。

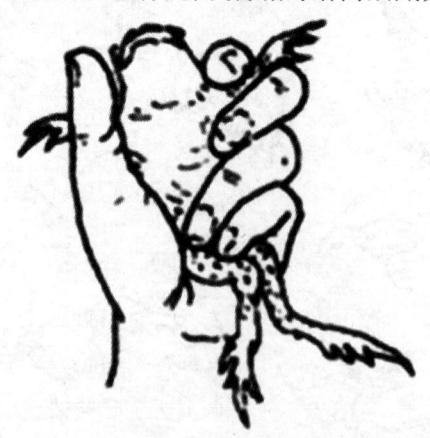

图1-1-7　蟾蜍的捉拿方法

六、猫

捉拿猫时先轻声呼唤,再慢慢将手伸入猫笼中,以一只手抓住其颈背部皮肤,另一只手抓其腰背部。如遇凶暴的猫,可用猫夹或网套捕捉。操作时注意猫的利爪和牙齿,勿被其咬伤或抓伤。

七、犬

未经训练用于急性实验的犬性凶恶,能咬伤人,因此进行实验时先用特制的长柄钳夹住其颈部,将狗按倒在地,再绑其嘴。驯服的狗绑嘴时可从侧面靠近轻轻抚摸其颈背部皮肤,然后由助手迅速用布带缚住其嘴。方法是用布带迅速兜住狗的下颌,绕到上颌打一个结,再绕回下颌打第二结,最后将布带牵引至头后颈项部打第三个结,并多系一个活结,以防麻醉后解脱(图1-1-8),注意捆绑松紧度要适宜。如实验需要静脉麻醉时,可先使动物麻醉后再移去长柄钳,解去绑嘴带,把动物放在实验台上,先固定头部,再固定四肢,固定方法与家兔台式固定法相同。

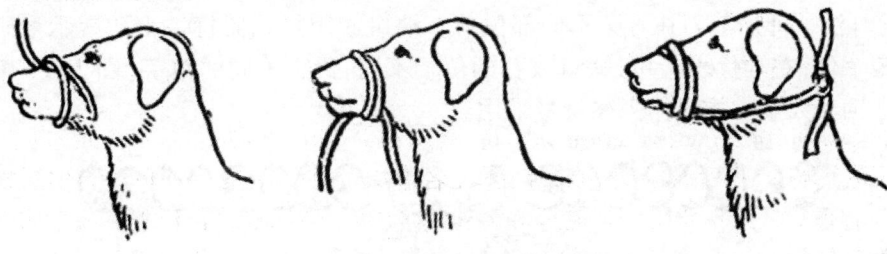

图1-1-8 狗嘴捆绑方法

第二节 实验动物的编号标记方法

药理学实验中,为了更好地观察每个动物的变化情况,常需在实验前对动物进行随机分组并编号标记。不同的动物和实验有不同的标记方法,良好的标记方法标号应清晰、持久、简便、易辨认,对动物无明显损伤、无毒。常用的标记方法有染色标记法、剪耳法、挂牌法等。

1.染色标记法 即用毛笔蘸取化学药品涂染动物背部或四肢一定部位的皮毛,代表一定的编号。常用的涂染化学药品有:①红色,0.5%中性红或品红溶液;②黄色,3%~5%苦味酸溶液;③咖啡色,2%硝酸银溶液;④黑色,煤焦油的乙醇溶液。染色法对白色皮毛动物都很适用,可直接用染色剂在动物被毛上标号码,此法虽简单,但如果动物太小或号码位数太多,就不宜采用此法,这时可用一种染色剂染动物的不同部位,代表不同的号码,原则是"先左后右,先上后下",其顺序是左前肢为1号,左腰部为2号,左后肢为3号,头部为4号,背部为5号,尾根部为6号,右前肢为7号,右腰部为8号,右后肢为9

号。若动物编号大于10,可使用两种不同颜色的液体,通常把黄色记为个位数,红色记为十位数,即左前肢上的红色代表10,左腰部上的红色代表20,以此类推,交互使用可编到99号(图1-1-9),如在左前肢上标记红色,右腰部上标记黄色,表示18。

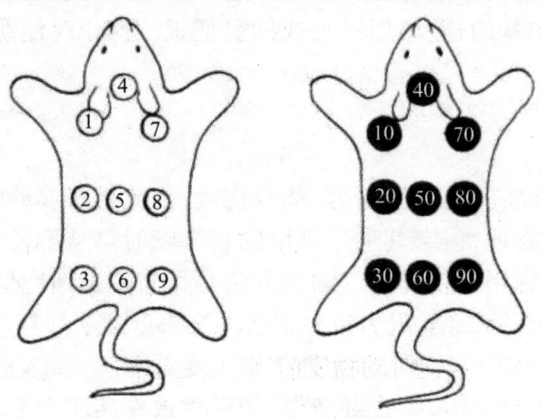

图1-1-9　小鼠、大鼠染色标号图示

2.剪耳法　即用剪刀在耳朵不同部位剪一缺口或用打孔器打一小孔表示号码,常以右耳代表个位,左耳代表十位,缺口或孔的位置不同,代表不同的数字(图1-1-10)。此方法常在饲养大量动物时作为终身号采用。

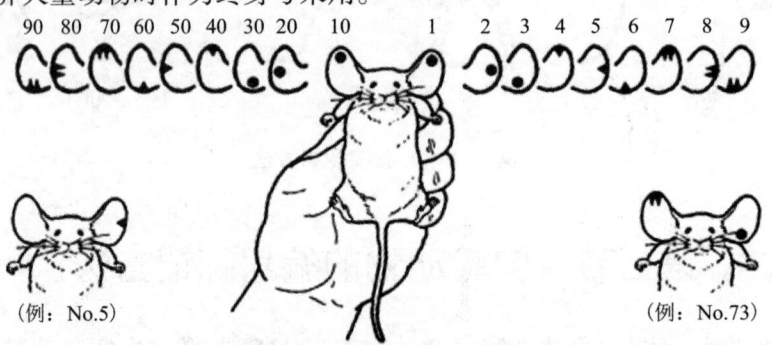

图1-1-10　小鼠剪耳标记法图示

3.挂牌法　较大动物如猴、犬、兔、猫等可用金属制的号码牌固定在耳朵上或系于颈上,金属号码牌应选用不锈钢等对动物局部组织刺激性小的金属材料。

第三节　实验动物的给药途径与方法

在药理学实验中,为了观察药物、毒物的药理作用及毒理,常需要将药物通过一定的给药途径注入动物体内。给药途径和方法的选择主要依据实验目的、实验动物、实验条件及药品性质、剂量等情况而定,常用的给药途径有灌胃给药、腹腔注射、皮下注射、肌内注射、静脉注射、吸入给药、经直肠给药等,具体的给药方法如下。

一、灌胃给药

灌胃给药剂量准确,可反复给药,溶液或混悬液均可灌服,操作也简便,尤其适用于小鼠、大鼠、家兔等动物。一般动物灌胃前应禁食4~8小时,以免胃内容物太多增加注入药物的阻力,影响药物的吸收速率。

1.小鼠　灌胃时先将灌胃针头安装在注射器上,吸入相应剂量的药液。左手抓住小鼠颈背部皮肤,将动物固定,并使小鼠头部和躯干伸直,呈垂直体位,注意颈部皮肤不宜向后拉得太紧,以免动物窒息。右手持灌胃针先从小鼠一侧口角插入口腔,向后轻压鼠的头部,使口腔与食道成一直线,再紧贴上颚徐徐插入食管下段,遇到阻力时,可轻轻上下滑动,不可强行插入,一旦感觉阻力突然消失有落空感觉,轻抽注射器管芯,如无气泡抽出,即表明针头已进入胃内,此时动物安静,呼吸无异常;如动物出现强烈挣扎,进针阻力很大或呼吸困难,可能是插入气管内,此时必须拔出重插。小鼠灌胃针头插入长度为2.5~3.5 cm,常用灌胃剂量为0.2~1 mL(图1-1-11)。

2.大鼠　大鼠灌胃方法基本与小鼠相同,有时需两人配合操作。大鼠灌胃器一般采用5~10 mL注射器上连接一个长6~8 cm、直径1.2 cm,尖端为球形的金属灌胃管,灌胃针头插入长度一般为3.5~5.5 cm,灌胃剂量为1~4 mL(图1-1-12)。

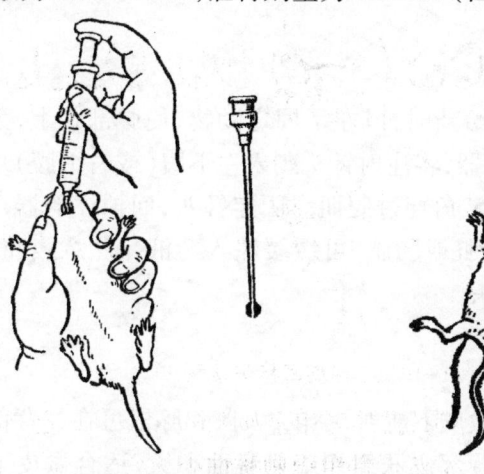

图1-1-11　小鼠灌胃法　　　　图1-1-12　大鼠灌胃法

3.家兔　家兔灌胃一般采用开口器和小儿导管,需两人合作,助手取坐位,家兔背向助手,四肢朝外。助手以双膝部内侧用力夹紧家兔双髋部,同时双手固定其头部及前肢。操作者将开口器插入家兔的上、下颌齿之间,向咽部移动,使舌尖伸出口外并压住,同时慢慢转动开口器,使开口器中央的圆孔正对咽喉部。右手持导管经开口器的圆孔进入口腔,沿咽后壁慢慢插入食管约16~18 cm,此时即可达到胃内。为避免误入气管,可将导管的外口端放入盛水的烧杯中,观察有无气泡。若有气泡冒出,表明导管误入气管,应立即拔出重插;若无气泡,即表明导管已插入胃内,方可注入药液,注入完毕,以少量清水冲洗残留管内的药液,再拔出导管,取下开口器(图1-1-13)。

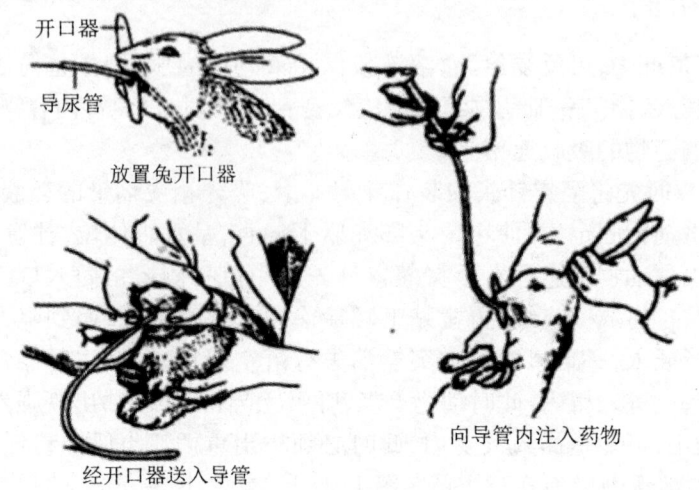

图1-1-13　家兔灌胃法

4.犬　给犬灌胃时,灌胃管可用12号十二指肠管或导尿管代替。灌胃方法与家兔相同,为安全起见,应三人操作。

二、腹腔注射

常用于小鼠或大鼠给药。给药时,以左手固定动物,使腹部朝上,为避免伤及内脏,动物应处于头低位;右手持注射器,将注射针头刺入左下腹(或右下腹)皮下,使针头向前推进0.5~1.0 cm,再以与腹壁45°角穿过腹肌。固定针头,回抽注射器,如果没有血液或尿液抽出,表明针头没有刺入肝脏或膀胱,可缓缓注入药液。注意腹腔进针速度不可过猛、过快,以免脏器无法避开针头。

三、皮下注射

皮下组织疏松的部位都可做皮下注射,小鼠、大鼠和豚鼠可在颈背部、下腹部和大腿内侧做皮下注射;家兔的颈部、背部皮肤组织疏松且面积大,适合做皮下注射;犬及猫常在大腿外侧做皮下注射。注射时用左手拇指和食指轻轻提起皮肤,右手持注射器,将针头水平刺入皮下即可注射,注意勿将药液注入皮内。背部皮下注射时针尖刺入皮下可左右摆动,拔针时以手捏住针刺部位,防止药液外漏。

四、肌内注射

肌内注射应选择肌肉发达、无大血管通过的部位,常选臀部或大腿内、外侧。注射时将针头快速垂直刺入肌肉,回抽针栓,如无回血即可注射。大鼠、豚鼠常选大腿外侧做肌内注射,兔、猫、犬等动物常选臀部做肌内注射。小鼠因肌肉较少,很少采用肌内注射,若有需要可注射于后肢上部外侧,一处注射量不超过 0.1 mL。

五、静脉注射

1. 小鼠　小鼠尾部可见 4 条血管,上方及左右两侧为静脉,下方为动脉,因为两侧尾静脉比较容易固定,应优先选择。注射时先将动物固定在鼠筒或玻璃钟罩中,使尾巴露出,并用 45~50 ℃的温水浸润半分钟,待血管扩张后取出小鼠尾部。以左手拇指和食指捏住尾部末端,右手持注射器在鼠尾末端 1/3 或 1/4 处进针,针头与静脉保持平行,缓慢进针,将针头与鼠尾一起固定,试注少许药液,如果感觉进药阻力不大,无药液外漏且注射部位皮肤不发白,表明针头已刺入静脉,否则应拔出针头,移向前方静脉重新进针。注射速度一般为 0.05~0.1 mL/s,注射完毕后把尾部向注射侧弯曲以止血,或拔出针头后随即以左手拇指按住注射部位,以防止药液及血液流出(图 1-1-14)。一般注射量为 0.05~0.1 mL/10 g。小鼠尾静脉注射最好一次刺入成功,第二次再刺因药液外渗引起水肿或血管被刺伤后引起痉挛等常使再次静脉注射更难。另外静脉注射时一定要注意局部的环境温度,局部环境温度在 30 ℃左右时静脉注射较容易,环境温度低可增加尾静脉注射的困难。

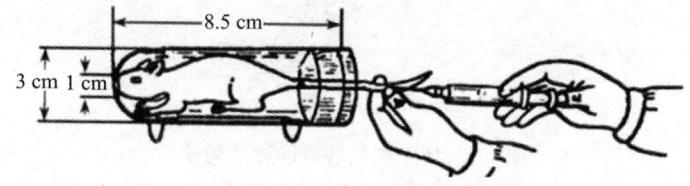

图 1-1-14　小鼠尾静脉注射法

2. 大鼠　清醒状态下的大鼠一般采用尾静脉注射给药,方法与小鼠相同,但是大鼠尾部因表皮角质较厚、较硬,应先用温水或乙醇使角质软化后再擦干进行静脉注射。麻醉后的大鼠可从舌下静脉给药。将大鼠麻醉后固定在鼠板上,用止血钳将大鼠舌头稍微拉出,露出舌下正中小静脉,用左手持止血钳固定舌尖部,右手持连有 4 号针头的注射器,在舌下静脉近中部向舌头基底部方向进针,刺入舌下静脉血管,针头与血管平行慢慢向前推进,当进针顺利时,表明针头已刺入舌下静脉,可以慢慢推注药液。注射完毕将针头抽出,用干棉球压迫注射部位止血(图 1-1-15)。

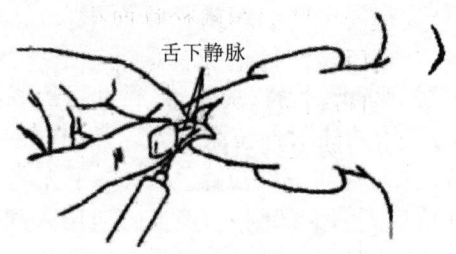

图 1-1-15　大鼠舌下静脉注射法

3. 家兔　兔一般采用耳缘静脉进行注射。兔耳中央为动脉，内、外缘为静脉。内缘静脉不易固定，很少选用。外缘静脉表浅易固定，常用作注射部位。注射时先拔去注射部位的被毛，用手指弹动或轻柔兔耳，使静脉充盈。左手食指和中指夹住静脉的近心端，拇指绷紧静脉的远心端，小指垫在下面，右手持注射器靠远心端刺入静脉，针头朝向近心端，当穿刺成功后，移动拇指于针头上，将兔耳与针头牢固捏在一起，放松食指和中指，将药注入后，拔出针头，用手指压迫针眼直至不流血。不可用中央动脉注射药物，以免药物损伤兔耳（图1-1-16）。

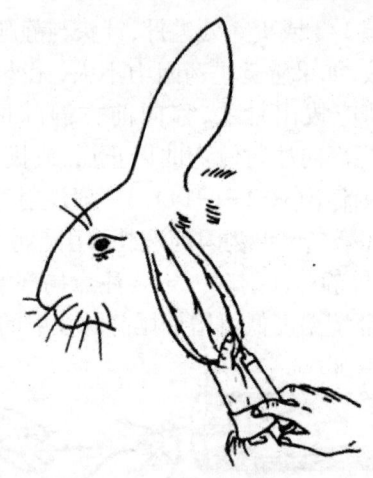

图1-1-16　家兔耳缘静脉注射法

4. 猫　可选后肢小隐静脉给药。将猫装入猫盒中，取出后肢，剪去内侧的被毛，紧握膝关节上部或用橡皮筋扎紧，使后肢小隐静脉充血，针尖从静脉的远心端向近心端刺入静脉。为保证药物确实注入静脉，应在注入药液之前回抽针栓，若有回血即可注入药液。

5. 犬　已麻醉的犬可选用股静脉给药，未麻醉的犬则可选用前肢皮下头静脉或后肢小隐静脉给药，注射方法同猫。也可注射于颈部的静脉，先剪掉注射部位的毛，助手抱住犬，术者用左手拇指压迫颈部的上1/3部位，使颈静脉充血，注射针刺入静脉，回血后缓缓注入药液。

六、淋巴囊注射

蛙皮下有数个淋巴囊，分别是颌下囊、胸囊、腹囊、股囊、胫囊、侧囊及头背囊（图1-1-17），注射药物容易吸收，常用的注射部位是腹囊。注射时左手握持蛙，食指和中指夹住左前肢，拇指压住右前肢，右手将双下肢拉直，并以左手无名指及小指将其压住固定，使腹部朝上，右手持注射针从蛙大腿上部刺入，经大腿肌层入腹壁肌层，再浅出至腹壁皮下，即是腹囊，此法可避免药液外漏。注射量一般为0.25~1 mL/只。

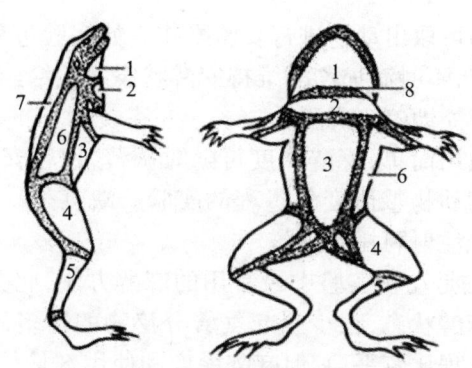

图 1-1-17　蛙的皮下淋巴囊分布
1.颌下囊　2.胸囊　3.腹囊　4.股囊　5.胫囊　6.侧囊　7.头背囊

第四节　实验动物的麻醉方法

药理学实验中,为减少动物的挣扎和保持其安静,避免疼痛或动物躁动等因素对实验结果的干扰,使实验便于操作和顺利进行,常对实验动物采取必要的麻醉。

一、常用麻醉方法

1.局部麻醉

(1)表面麻醉:将穿透性强的局麻药根据需要涂于黏膜表面,使黏膜下神经末梢麻醉,称为表面麻醉。在动物的口腔、鼻腔黏膜、眼结膜、尿道等部位手术时,常把麻醉药涂敷、滴入、喷于表面,或尿道灌注给药,使之麻醉。常用麻醉药为盐酸丁卡因或利多卡因。

(2)浸润麻醉:将局麻药溶液注入皮下或手术视野附近的组织,使局部神经末梢麻醉,称为浸润麻醉。常用麻醉药是1%普鲁卡因溶液,所需剂量可视麻醉的范围而定,一般在手术切口部位做局部浸润麻醉。在施行局部浸润麻醉时,先固定好动物,用注射器抽取适量1%普鲁卡因溶液,沿着手术切口的方向将针头全部刺入皮下,使局部皮肤表面呈现橘皮样隆起,即皮丘,然后从皮丘进针,向皮下分层注射。在扩大浸润范围时,针尖应从已浸润过的部位刺入,直至要求麻醉区域的皮肤全部被浸润麻醉为止。注意每次注射药液前,必须先回抽针栓无回血后,方可将麻醉药物注入,以免将麻醉药注入血管内导致动物中毒或死亡。

2.全身麻醉

(1)吸入麻醉:吸入麻醉药常用乙醚、氯仿,适用于各种动物。小鼠、大鼠及豚鼠的麻醉可用此方法。具体操作方法:玻璃钟罩或倒置的广口瓶内放入浸有乙醚的棉球或纱布,将实验动物放入,4~6分钟后动物进入麻醉状态,麻醉深度一般以角膜反射、呼吸深度和速度、四肢和腹壁肌肉的紧张度为指标,当动物安静、呼吸平衡、腹壁肌肉松弛、角膜反射迟钝、无缺氧表现,即可取出动物进行实验操作。如实验过程较长或动物开始苏醒,可在其鼻部放棉花或纱布,不时滴加乙醚维持麻醉状态。在给药过程中如果发现角膜反射消失,瞳孔突然放大,应立即停止麻醉。

乙醚麻醉的优点是使用简单,麻醉深度可随时调节,比较安全,适用于操作时间短,又需要在清醒条件下观察动物整体变化过程的实验。缺点是易引起上呼吸道分泌物增多,导致动物窒息,可事先注射阿托品预防。

(2)注射麻醉:此方法是动物实验中最常用的麻醉方法,此类麻醉时间较长,一次给药便可保持较长时间的麻醉状态,很少引起气管分泌物的增多,主要用于需麻醉2小时以上的实验。注射麻醉过程比较平稳,但麻醉深度和使用剂量较难掌握和控制。一旦过量可引起动物血压下降和呼吸抑制,甚至死亡。常用的注射方法有静脉注射、腹腔注射和肌内注射。

静脉注射麻醉起效快,无明显兴奋期。麻醉时,开始给药的速度可略为快些,先给予总量的2/3,以求动物能顺利、快速地度过兴奋期,后1/3剂量的注入速度宜慢,且边注射、边观察动物生命体征的变化。当动物瞳孔缩小到原来的1/4、肌肉松弛、角膜反射迟钝、呼吸减慢,即可停止给药,不必急于将其余药物全部注入。若麻醉剂量给予不足,动物仍有挣扎、尖叫等兴奋表现时,应观察一段时间,确认动物是否已度过兴奋期,不可盲目追加麻醉药,如需追加麻醉药物,一次不宜超过总量的1/3,且不宜由静脉补充麻醉药,而以腹腔或肌内注射的方式更为妥当,并密切观察动物是否已达到麻醉的基本状态。

腹腔注射麻醉注射部位应在腹部的左、右下侧1/4部位,注射时保持动物处于头低位,以免伤及内脏。与静脉麻醉相比,腹腔麻醉起效较慢,兴奋现象明显,麻醉深度不易控制。

麻醉药的种类很多,各有其优点,应根据实验目的及动物种类、品系、年龄、性别、健康状况选择适当的麻醉药物。常用注射麻醉剂的用法和剂量见表1-1-1。

表1-1-1 常用注射麻醉剂的用法和剂量

药品	动物	给药途径	常用浓度	剂量(mg/kg)	麻醉持续时间(h)	特点
戊巴比妥钠	犬、兔	静脉注射	1%~3%	20~30	2~4	作用迅速,最常用,肌松不完全
	小鼠、大鼠	腹腔注射	1%~3%	45~50		
氨基甲酸乙酯(乌拉坦)	犬、兔	静脉注射	20%~25%	750~1000	2~4	对呼吸和神经反射影响小,但可降血压
	小鼠、大鼠	腹腔注射	20%~25%	1000~1200		
硫喷妥钠	犬、兔	静脉注射	2%~4%	20~30	0.5~1	苏醒快,需重复麻醉;水溶液不稳定,应现用现配
	大鼠	腹腔注射	0.1%	0.6~0.8/只		
	小鼠	腹腔注射	0.1%	0.1~0.3/只		

二、麻醉注意事项

1. **选择合适的给药途径** 按肌内、腹腔、静脉的顺序选择，可腹腔注射的药物不必通过静脉给药，可肌内注射的药物也应避免腹腔注射。

2. **控制静脉麻醉速度** 静脉注射麻醉时速度应缓慢，同时密切观察实验动物的肌肉紧张度、角膜反射和对皮肤夹捏的反应。动物达到麻醉的基本状态是：肢体肌肉松弛，呼吸深慢而平稳，角膜反射迟钝，躯体自然倒下，皮肤夹捏反应消失，此时为最佳麻醉效果。

3. **麻醉动物应注意保温** 麻醉期间，动物的体温调节功能往往受到抑制，出现体温下降，可影响实验结果的准确性，应给实验动物采取取暖灯照射、电热器或空调加热等保温措施。

4. **术前注意禁食** 犬、猫、猴等动物，手术前应禁食 8~12 小时，避免麻醉或手术过程中发生呕吐。家兔和啮齿类动物无呕吐反射，术前无须禁食。

5. **及时发现并处理麻醉过量** 麻醉过量时，实验动物会出现两种情况：一是呼吸、心搏骤停或间断等情况；二是动物全身皮肤颜色青紫，呼吸浅而慢，且以腹式呼吸为主。此时，应尽早采取积极措施，如施行人工呼吸，给咖啡因、苯丙胺等苏醒剂，注射肾上腺素、尼可刹米等，同时静脉注射 5% 温热的葡萄糖溶液。注意保持呼吸道通畅，必要时可做气管插管术。

第五节　实验动物常用颈部手术

颈部手术主要包括气管插管、颈动脉插管、颈外静脉插管和分离颈部神经等。

1. **气管插管** 先用水湿润局部毛发，再用粗剪刀剪去颈部手术部位被毛，在麻醉情况下沿颈部正中线切开皮肤 5~7 cm，分离皮下组织，于正中线分开肌肉，暴露气管，分离出气管，剔尽周围组织，于气管下穿线备用，在甲状软骨下约 1 cm 处剪一倒"T"型切口，插入气管插管，并用线扎紧，再将余线绕气管插管的分叉处再行结扎，以防滑脱。

2. **颈总动脉插管** 将上述切口边缘的皮肤及其下方的肌肉组织向外侧拉开，即可见在气管两侧纵行的左、右颈总动脉鞘，在家兔颈总动脉鞘内，颈总动脉与迷走神经、交感神经、减压神经伴行在一起。可先将颈总动脉鞘分离出来，再从鞘内分离出颈总动脉，剔尽周围结缔组织，游离出长 3~4 cm 的颈总动脉，尽可能向远心端游离，在动脉下穿 2 根线，用其中一根结扎远心端，用动脉夹夹住其近心端，结扎处与动脉夹夹闭间的颈总动脉长度约需 3 cm。用眼科镊柄垫在颈总动脉下方，用眼科剪在远心端结扎线的近心侧 0.3 cm 处的动脉壁上作一斜切口，切口约为管径的一半，然后将准备好的充满肝素溶液的动脉导管由切口向心脏方向插入动脉内。用已穿好的线扎紧插入导管的血管，并将剩余线平行于导管拉直，与远心端结扎线打一死结，以拉住导管防止其滑脱。注意使动脉插管与动脉保持在同一直线上，然后将动脉导管作适当固定。

3. **迷走神经、交感神经、减压神经分离** 迷走神经、交感神经和减压神经与颈总动脉

伴行,行走于同一颈总动脉鞘内。仔细辨认三条神经,颈迷走神经最粗,颈交感神经次之,减压神经最细,且常与颈交感神经紧贴在一起,可用玻璃分针先分离减压神经,然后分离交感神经、迷走神经和颈总动脉。每根神经、血管分离出 3~4 cm 长,并在各神经、血管下穿一条不同颜色的线备用。

神经和血管都是易损伤的组织,在分离过程中要细心、轻柔,以免损伤其结构与功能,且不可用有齿镊进行剥离,也不可用止血钳或镊子夹持。分离时应掌握先神经后血管、先细后粗的原则。

第六节　实验动物的处死方法

处死实验动物的方法有很多,通常根据实验的要求而定,原则上应尽可能缩短动物致死时间,减少其疼痛和痛苦。常用的处死方法有以下几种。

1.颈椎脱臼法　适用于小鼠、大鼠,此法操作简便,是常用的处死手段。操作者右手抓住尾巴将动物放在鼠笼盖或粗糙的表面上,用力稍向上或向后拉,左手拇指和食指用力向下向前按住鼠头,使其颈椎脱臼而迅速死亡。

2.空气栓塞法　适用于家兔、猫、犬等较大动物的处死。向动物静脉内注入一定量的空气使之发生栓塞,形成严重的血液循环障碍而死亡。兔一般选用耳缘静脉,注入 20~40 mL 空气即可致死,犬致死的空气剂量为 80~150 mL。此法的优点是处死方法简单、迅速,缺点是由于动物死于急性循环衰竭,各脏器瘀血十分明显。

3.放血致死法　适用于多种动物。轻度麻醉动物后,固定于手术台上,行股部手术,暴露股三角区,分离股动脉(向心端用动脉夹夹住),并插入一根塑料管。打开动脉夹,使血液流入容器内,一般动物 3~5 min 内即可死亡。除股动脉外,常用颈总动脉放血。此法处死动物较为安静,对内脏器官无损伤,是采集病理切片标本的同时采集血液的一种较好的方法。

4.断头处死法　适用于鼠类小动物。左手将动物固定,右手持剪刀在颈部将鼠头剪断,并使其颈部对准容器,以免血液四溅。由于脑脊髓离断且大量出血,动物立即死亡,需采集新鲜脏器标本的实验适用此法。

5.化学药物致死法　若实验动物为大鼠或小鼠,可将动物投入预先放置浸有乙醚或氯仿棉花的密闭容器内,使动物吸入麻醉药而死亡;若实验动物为家兔、犬等较大型动物,可通过静脉注射 10%氯化钾溶液,使动物心肌松弛,失去收缩能力,心脏发生急性扩张而致心跳停止而死亡。成年兔注入 5~10 mL/只,犬注入 20~30 mL/只即可死亡。各实验动物也可皮下注射士的宁致死。

(刘丹花)

任务二 给药剂量对药物作用的影响

一、导学部分

药物剂量与效应关系

药物的剂量-效应关系(dose-effect relationship,简称量-效关系)是指药理效应与剂量(或血药浓度)在一定范围内成比例。以效应强度做纵坐标、药物剂量或药物浓度为横坐标作图,得到量-效曲线(dose-effect curve)。通过对量效关系的研究,可定量分析和阐明药物剂量与效应之间的规律,有助于了解药物作用的性质,并为临床用药提供参考。

药物剂量,即用药的分量。剂量的大小决定血药浓度的高低,血药浓度又决定药理效应。因此,药物剂量决定药理效应的强弱,即在一定范围内,剂量越大,药理效应越强。根据剂量与效应的关系,剂量可分为以下几种。

1. 无效量　药物剂量过小,在体内达不到有效浓度,不能产生明显药理效应的剂量。

2. 最小有效量　刚能引起药理效应的剂量,又称为阈剂量。同样,最小有效浓度是指刚能引起药理效应的药物浓度,又称为阈浓度。

3. 极量　能引起最大效应而不至于中毒的剂量,又称为最大治疗量。极量是国家药典明确规定允许使用的最大剂量,超过极量有中毒的危险。除非特殊需要,一般不采用极量。

4. 有效量　介于最小有效量和极量之间的量,又称为治疗量。在治疗量中,大于最小有效量而小于极量、疗效显著而安全的剂量,为临床常用量。

5. 最小中毒量和中毒量　药物引起毒性反应的最小剂量为最小中毒量。介于最小中毒量和最小致死量之间的剂量为中毒量。一般将最小有效量与最小中毒量之间的剂量范围,称为安全范围,可用来评价药物安全性大小,此范围越大该药越安全。

6. 最小致死量和致死量　药物引起死亡的最小剂量为最小致死量,剂量大于最小致死量即为致死量,是临床绝对不允许使用的量。

药理效应按性质分为量反应和质反应两种情况。

若效应的强弱呈连续增减的变化,可用具体数量或最大反应的百分率表示者称为量反应(graded response),如血压的升降、心率的快慢、血糖的高低等,研究对象为单一的生物个体。以药物的剂量(多指整体给药)或浓度(多指离体给药)为横坐标,以效应强度为纵坐标作图,可获得直方双曲线;如将药物剂量或浓度改为对数值作图,则曲线呈典型的对称 S 形,这就是量反应的量-效曲线(图 1-2-1)。从量反应的量-效曲线可以看出以下特定位点。

1.最大效应　随着药物剂量(或血药浓度)的增加,药理效应也增强,当效应增加到一定程度后,继续增加药物剂量(或浓度),其效应不再继续增强,这一药理效应的极限称为最大效应(maximal effect, E_{max}),也称效能(efficacy)。

2.效价强度　效价强度(potency)是指引起等效反应(一般采用 50%效应量)的相对剂量或浓度,其值越小则强度越大。效价强度可用于作用性质相同的药物之间的等效剂量或浓度的比较,如 10 mg 吗啡的镇痛作用强度与哌替啶 100 mg 的镇痛作用强度相当,即吗啡的效价强度为哌替啶的 10 倍。

如果药理效应不是随着药物剂量或浓度的增减呈连续性的变化,而表现为反应性质的变化,如阳性或阴性、死亡或生存、惊厥或不惊厥等,称为质反应,其研究对象为一个整体。质反应的量-效曲线以对数剂量(或浓度)为横坐标,如果以药物剂量或浓度的区段出现阳性反应频率为纵坐标作图,得到常态分布曲线;如果以剂量增加的累计阳性反应百分率为纵坐标作图,则得到典型的 S 形曲线(图 1-2-2)。

从质反应的量-效曲线可以看出的特定位点是半数有效量(median effective dose, ED_{50}),即能引起 50%的实验动物出现阳性反应的药物剂量,如果效应为死亡,则称为半数致死量(median lethal dose, LD_{50})。通常将药物的 LD_{50}/ED_{50} 的比值称为治疗指数(therapeutic index, TI),用于表示药物的安全性,治疗指数大的药物较治疗指数小的药物安全,但以治疗指数来评价药物的安全性并不完全可靠。

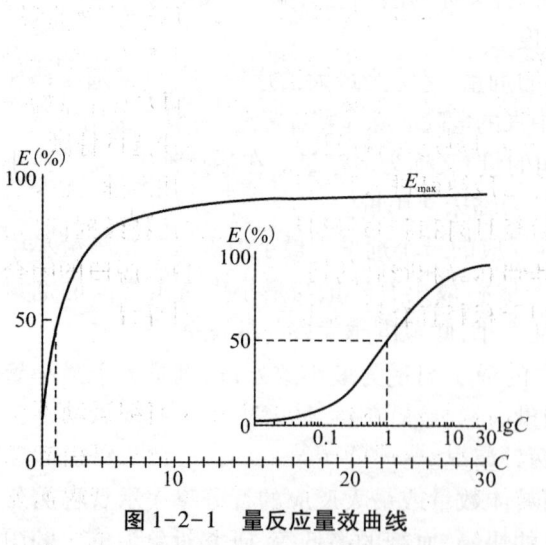

图 1-2-1　量反应量效曲线

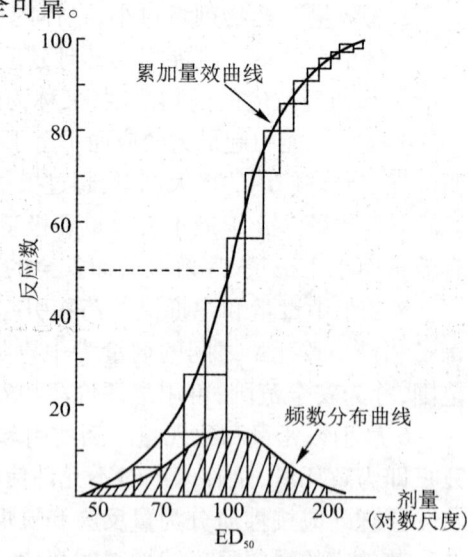

图 1-2-2　质反应量效曲线

巴比妥类药物

巴比妥类药物是巴比妥酸的衍生物,巴比妥酸本身无中枢抑制作用,用不同基团取代 C_5 上的两个氢原子后,可获得一系列中枢抑制强弱不等的镇静催眠药。根据药物作用时间的长短,可分为长效、中效、短效和超短效(表 1-2-1)。

表 1-2-1　巴比妥类药物的比较

分类	药物	显效时间(h)	作用持续时间(h)	主要用途
长效	苯巴比妥	0.5~1	6~8	抗惊厥、抗癫痫、镇静催眠
中效	戊巴比妥	0.25~0.5	3~6	抗惊厥、镇静催眠
短效	司可巴比妥	0.25	2~3	抗惊厥、镇静催眠
超短效	硫喷妥钠	静脉注射,立即	0.25	静脉麻醉

【药理作用与临床应用】

巴比妥类药物对中枢神经系统有普遍性抑制作用,随着剂量的增加,对中枢的抑制作用逐渐增强,依次表现为镇静、催眠、抗惊厥及抗癫痫、麻醉等作用。10 倍的催眠量可引起呼吸中枢麻痹而死亡。由于安全性差,易产生依赖性,其应用已日渐减少,目前在临床上主要用于抗惊厥、抗癫痫和麻醉。

1. 镇静催眠　小剂量巴比妥类药物可起到镇静作用,可缓解焦虑、烦躁不安状态。中等剂量可产生催眠作用,即缩短入睡时间、减少觉醒次数和延长睡眠时间。巴比妥类药物可改变正常睡眠模式,缩短快动眼睡眠(REMS),久用停药后,可"反跳性"地显著延长 REMS 睡眠时相,伴有多梦,引起睡眠障碍。因此,巴比妥类药物越来越少用于镇静催眠。

2. 抗惊厥、抗癫痫　苯巴比妥有较强的抗惊厥、抗癫痫作用,是巴比妥类中最有效的一种抗癫痫药物,因起效快、疗效好、毒性小和价格低而广泛用于临床,主要用于癫痫大发作及癫痫持续状态的治疗,也应用于小儿高热、破伤风、子痫、脑膜炎、脑炎及中枢兴奋药引起的惊厥。

3. 麻醉　硫喷妥钠脂溶性高,静脉注射后几秒钟可进入脑组织,麻醉作用迅速,无兴奋期。但其在体内迅速重新分布,从脑组织转运至肌肉和脂肪等组织,因而作用持续时间短,脑中 $t_{1/2}$ 仅 5 分钟,临床主要用于诱导麻醉、基础麻醉和脓肿的切开引流、骨折、脱臼的闭合复位等短时手术。另外,小剂量巴比妥类可用于麻醉前给药,使患者消除紧张情绪。

【不良反应及注意事项】

服用催眠剂量的巴比妥类药物后,次晨可出现头晕、困倦、精神不振及精细运动不协调等症状。中等剂量可轻度抑制呼吸中枢,大剂量误服或静脉注射过量、过快,可引起急性中毒,表现为深度昏迷、呼吸抑制、血压下降、体温降低和反射消失,常因呼吸衰竭而死亡。急性中毒救治措施包括人工呼吸、给氧、静脉补液等维持呼吸和循环功能;采用 1∶5 000 高锰酸钾洗胃,洗胃后可采用硫酸钠促进排泄;静脉注射呋塞米加速药物排泄;采用碳酸氢钠溶液碱化尿液,因异戊巴比妥主要经肝脏代谢,所以碱化尿液效果稍差;当苯巴比妥血药浓度超过 80 mg/L 时,应给予血液净化治疗。

服用巴比妥类药物的患者如出现剥脱性皮疹,可能致死,故一旦出现皮疹等皮肤反应,应立即停药。

长期反复服用巴比妥类药物可使患者产生耐受性和精神、躯体依赖性,迫使患者继续用药,停药后 12～24 h 出现戒断综合征,表现为烦躁、焦虑、心悸、头痛、失眠或噩梦、低血压、肌肉震颤,甚至惊厥,严重者可能导致死亡。

严重肺功能不全、颅脑损伤所致呼吸抑制、肝硬化、贫血、未被控制的糖尿病、过敏者禁用。

【知识拓展】

镇静催眠药的发展及治疗原则

镇静催眠药的发展可以分为三个时期:19 世纪中后期的溴化物和水合氯醛等,溴化物已经退出临床,但水合氯醛有其独特的作用机制,有时仍作为老年人催眠或儿科抗惊厥用药;20 世纪上半叶普遍使用的镇静催眠药是巴比妥类,该类药物在大剂量时可深度抑制中枢神经系统,引起麻醉,严重者出现昏迷、呼吸循环衰竭而死亡;20 世纪下半叶至今广泛应用的镇静催眠药是苯二氮䓬类药物和新型非苯二氮䓬类镇静催眠药物。苯二氮䓬类药物具有镇静催眠、抗焦虑、抗惊厥和抗癫痫作用。由于其安全范围大,几乎无麻醉或致死作用,不良反应较少,已基本取代了传统的镇静催眠药,为目前最常用的药物。

目前,国内外许多专家对失眠的治疗提出了"按需治疗"和"小剂量间断"使用催眠药物的治疗原则。对于需要长期药物治疗的慢性失眠患者从安全性角度考虑,提倡间断性用药,但相关研究甚少且推荐剂量各异,目前尚无成熟的间断治疗模式,可推荐进行"按需用药"。"按需用药"的原则是根据患者白天的工作情况和夜间的睡眠需求,考虑使用短半衰期镇静催眠类药物,强调镇静催眠药物可在症状出现的晚上使用,待症状稳定后不推荐每天晚上用。有临床证据的能"按需使用"镇静催眠药物的具体策略是:①预期入睡困难时,与睡前 15 分钟服用;②根据夜间睡眠的需求,于上床 30 分钟后仍不能入睡时,或比通常起床时间早 5 小时醒来,无法再次入睡时服用;③根据白天活动的需求,即当第 2 天白天有重要工作或事情时服用。

二、实验部分

【目的】

1. 掌握药物剂量与药物效应的关系。
2. 熟悉巴比妥类药物的药理作用、临床应用和主要不良反应。

3.了解研究药物量-效关系的实验方法。

4.练习正确捉拿与固定小鼠、熟练腹腔注射的给药方法,观察戊巴比妥钠的量-效关系。

5.培养学生独立思考、团队合作、解决实际问题的能力和实事求是的作风。

【原理】

一般来说,药理效应与药物剂量(或浓度)在一定范围内成正比,即随着药物剂量(或浓度)的增加,药理效应逐渐增强,当效应增加到一定程度后,继续增加药物剂量其效应不再增强。

戊巴比妥钠为巴比妥类镇静催眠药,随着药物剂量的增加,对中枢的抑制作用逐渐增强,依次出现镇静、催眠、抗惊厥和麻醉作用。本实验应用3种不同浓度的戊巴比妥钠,依次观察药物的镇静、催眠和麻醉作用,验证同一药物的不同剂量对药物作用的影响。

【对象】

小鼠(体重20 g左右,雌雄不限)。

【材料】

1.器材　1 mL注射器、电子秤、玻璃钟罩、镊子。

2.药品　0.1%、1%、2%戊巴比妥钠溶液。

【步骤】

1.取小鼠3只,分别称重、编号(1、2、3号),观察一般活动情况、痛觉反射和翻正反射并记录结果。(正常动物可保持站立姿势,如将其推倒或呈背位仰卧,动物会立即翻正过来,这种反射称为翻正反射;若中枢神经系统受到严重抑制,则翻正反射消失。)

2.给1号小鼠腹腔注射浓度为0.1%的戊巴比妥钠溶液0.2 mL/10 g(0.01g/kg)。给2号小鼠腹腔注射浓度为1%的戊巴比妥钠溶液0.2 mL/10 g(0.1g/kg)。给3号小鼠腹腔注射浓度为2%的戊巴比妥钠溶液0.2 mL/10 g(0.2g/kg)。

3.观察并比较3只小鼠用药前后一般活动、痛觉反射和翻正反射的变化情况,并记录在表1-2-2中。

【结果】

表1-2-2　不同剂量戊巴比妥钠对小鼠活动情况、痛觉反射和翻正反射的影响

小鼠编号	剂量(g/kg)	活动情况		痛觉反射		翻正反射	
		给药前	给药后	给药前	给药后	给药前	给药后
1	0.01						
2	0.1						
3	0.2						

【注意事项】

1.捉拿小鼠时应严格按照操作进行,以免被咬伤。

2.腹腔注射时给药量要准确,并保持小鼠呈头低位,注意进针的角度和深度,避免伤及内脏。

3.小鼠翻正反射消失以持续 1 min 以上为正常,1 min 以内若能翻转则认为翻正反射未消失。

【病例讨论】

足月女婴,自然分娩,出生体重 3 kg,娩出时 Apgar 评分 5 分,抢救 10 分钟后评分 9 分。2 h 后出现凝视、哭声单调,继而全身抽搐,肌张力偏高。

为控制惊厥,能否使用地西泮?为什么?

【思考题】

1.试述药物的剂量与效应关系及其意义。

2.简述巴比妥类药物的药理作用和临床应用。

(刘丹花)

任务三 给药途径对药物作用的影响

一、导学部分

药物的吸收速度和程度主要受给药途径的影响,从而决定药理效应产生的快慢和强弱。除静脉给药药物直接进入血液循环外,其他血管外给药途径均存在吸收过程,不同的给药途径有不同的吸收过程和特点,一般情况下,不同给药途径吸收速度由快到慢依次为:吸入>肌内注射>皮下注射>舌下及直肠>口服>黏膜>皮肤。但也有例外,如地西泮肌内注射易在局部形成沉淀,吸收慢而不规则,而口服给药则吸收迅速而完全。

(一)口服给药

口服给药是最常用的给药途径,主要以简单扩散的方式经小肠吸收。胃肠道的吸收面积大、内容物的拌和作用以及小肠内适中的酸碱性(pH 5.0~8.0)对药物解离影响小等因素均有利于药物的吸收。其中小肠内 pH 接近中性,黏膜吸收面广,缓慢蠕动能增加药物与黏膜的接触机会,因此小肠是口服药物主要的吸收部位。

从胃肠道吸收的药物在到达全身血液循环之前被肠黏膜和肝脏部分代谢,使进入体循环的有效药物量减少,药效随之减弱,这种现象称为首过消除(first pass elimination),也称为首过代谢(first pass metabolism)或首过效应(first pass effect),是影响药物口服吸收的重要因素。首过消除高的药物,机体可利用的有效药物量减少,药效也会受到明显影响,要达到治疗浓度,必须加大用药剂量。但同时代谢产物也会明显增多,可能会出现代谢产物的毒性反应。因此,在应用首过消除高的药物而决定采用大剂量口服时,应先了解其代谢产物的毒性作用和消除过程。为了避免首过消除,通常采用舌下及直肠给药,如舌下含服硝酸甘油、直肠给予对乙酰氨基酚栓剂等,药物不经过胃肠道和肝脏代谢,直接进入全身血液循环。

(二)注射给药

口服不吸收、首过效应大、在胃肠道降解、胃肠道刺激性大的药物以及不能吞咽或急救用药的患者常采用注射给药。注射给药有静脉、肌内、皮下、皮内注射等。

静脉注射可使药物迅速而准确地进入全身血液循环,无吸收过程,生物利用度为100%。肌内注射和皮下注射药物主要经毛细血管和淋巴管以简单扩散和滤过的方式吸收,吸收速率较口服快,主要受注射部位血流量和药物剂型的影响。肌肉组织的血流量比皮下组织丰富,因此肌内注射一般比皮下注射吸收快;水溶液吸收迅速,油剂、混悬剂可在局部滞留,吸收慢,故作用持久。皮内注射是将药物注射到真皮下,只用于诊断与过敏试验。

(三)吸入给药

人体肺泡腔至毛细血管腔间的距离仅约 1 μm,是气体交换和药物吸收的部位。巨大的肺泡表面积、丰富的血流量和极小的转运距离,决定了肺部给药的迅速吸收,吸收后的药物直接进入血液循环,不受肝脏首过效应的影响。除了吸入性麻醉药(挥发性液体或气体)和其他一些治疗性气体经吸入给药外,容易气化的药物如沙丁胺醇也可采用吸入途径给药。

(四)眼部给药

眼部给药主要用于发挥局部治疗作用,如缩瞳、散瞳、抗感染、降低眼压,常用制剂有各类灭菌的水溶液、混悬液、眼膏、油溶液等。眼部给药主要经角膜渗透和结膜渗透,前者主要被局部血管网摄取,发挥局部作用,后者可经结膜血管网进入体循环。影响眼部吸收的因素主要有角膜的通透性、制剂角膜前流失、药物的理化性质及制剂的 pH 和渗透压。需要注意的是角膜上皮层是一个有效的屏障,损伤的角膜使得药物的通透性增大,可造成局部浓度过高,导致不良反应的发生。

(五)直肠给药

直肠给药可在一定程度上避免首过消除。直肠中、下段的毛细血管血液流入下痔静脉和中痔静脉,然后进入下腔静脉,其间不经过肝脏。若以栓剂塞入上段直肠,则吸收后经上痔静脉进入门静脉系统,而且上痔静脉和中痔静脉间有广泛的侧支循环,因此,直肠给药的剂量仅约 50% 可以绕过肝脏。

(六)经皮肤途径给药

应用到皮肤上的药物,先从制剂中释放到皮肤表面,溶解的药物分配进入角质层,通过角质层扩散到达活性表皮,继续扩散到达真皮,被毛细血管吸收进入血液循环。经皮给药可以使某些药物的血浆浓度维持较长时间,如硝酸甘油软膏或缓释贴皮剂、硝苯地平贴皮剂等。

硫酸镁

给药途径不同,不仅影响药理作用出现的快慢、强弱及维持时间的长短,有时还可以改变药物作用的性质,出现不同的药理作用,硫酸镁(magnesium sulfate)即为一典型药物。

硫酸镁给药途径不同,可表现出不同的药理作用,用于不同的疾病。

【药理作用和临床应用】

1. 导泄　大量口服硫酸镁后,在肠内解离为难以吸收的 Mg^{2+} 和 SO_4^{2-},使肠腔内容物

渗透压增高,高渗又进一步抑制肠内水分的吸收,并使肠壁内水分向肠腔转移,因而增加肠腔容积,扩张肠道,刺激肠壁,引起肠道蠕动加快而产生泻下作用。其导泻作用强大、迅速,可用于急性便秘、口服药物中毒、外科术前或结肠镜检查前排空肠内容物及辅助排出一些肠道寄生虫。通常用 10~15g 加 250 mL 温水空腹服用,用药后 1~4 小时即可发生剧烈的腹泻。

2. 利胆　口服硫酸镁或以 33% 的硫酸镁溶液 30~50 mL 用导管导入十二指肠,可刺激肠黏膜,反射性地引起胆总管括约肌松弛,胆囊收缩,促进胆囊排空,产生利胆作用。可用于阻塞性黄疸、慢性胆囊炎和胆石症。

3. 抗惊厥、降低血压　Mg^{2+} 是细胞内重要的阳离子,主要存在于细胞内液,细胞外液仅占 5%。Mg^{2+} 参与多种酶活性的调节,在神经冲动传递和神经肌肉应激性维持等方面发挥重要作用。肌内注射或静脉滴注硫酸镁后,由于 Mg^{2+} 和 Ca^{2+} 化学性质相似,可特异性竞争 Ca^{2+} 结合位点,干扰运动神经末梢 ACh 的释放,使神经-肌肉接头处 ACh 减少,导致骨骼肌松弛,产生抗惊厥作用,可用于缓解子痫、破伤风等引起的惊厥;同时,因 Mg^{2+} 竞争性拮抗 Ca^{2+},抑制心脏并松弛血管平滑肌,降低外周阻力,可发挥降血压作用,常用于高血压危象和妊娠高血压综合征。

4. 消炎去肿　外用 50% 的硫酸镁溶液热敷患处,有消炎去肿的作用,可用于局部肿胀。

【不良反应和注意事项】

硫酸镁注射给药的安全范围很窄,注射过量或过快致血浆 Mg^{2+} 浓度过高,可抑制延髓呼吸中枢和心血管运动中枢,引起呼吸抑制、血压骤降和心搏骤停等中毒症状,甚至死亡。肌腱反射消失是呼吸抑制的先兆,连续注射过程中应经常检查肌腱反射。一旦出现中毒症状,应立即停药并进行人工呼吸、静脉缓慢注射氯化钙或葡萄糖酸钙加以对抗。口服过量可刺激肠壁并致盆腔充血,引起严重腹泻和水、电解质平衡紊乱。

月经期、妊娠期妇女及老年患者慎用。肠道出血、急腹症、中枢抑制药中毒、肾功能不全者禁用。

二、实验部分

【目的】

1. 掌握不同给药途径对药物作用的影响;硫酸镁的药理作用、临床应用及中毒解救。
2. 熟悉巴比妥类药物的药理作用和临床应用。
3. 了解其他给药途径对药物作用影响的实验方法。
4. 熟练小鼠的静脉注射、腹腔注射、皮下注射、灌胃等给药方法,观察不同给药途径对硫酸镁作用的影响及硫酸镁与氯化钙之间的拮抗作用。
5. 培养学生分析问题、解决问题的能力、科学严谨的态度和实事求是的作风。

【原理】

给药途径是影响药物效应的因素之一,不同的给药途径通过不同的吸收方式影响药物吸收的速度和程度,决定药理效应产生的快慢和强弱。通常注射给药比口服吸收快,到达作用部位的时间快,因而起效快、作用显著。戊巴比妥钠为巴比妥类镇静催眠药,随着药物剂量的增加,对中枢的抑制作用逐渐增强,依次出现镇静、催眠、抗惊厥和麻醉作用。

给药途径不同,有时还可以改变药物作用的性质,硫酸镁即为一典型药物。硫酸镁给药途径不同,可表现出不同的药理作用。

口服给药:硫酸镁在消化道内解离为 Mg^{2+} 和 SO_4^{2-},难以吸收,导致肠道内渗透压增高,高渗又可进一步抑制肠内水分的吸收,增加肠腔容积,同时 Mg^{2+} 和 SO_4^{2-} 刺激肠道蠕动,从而产生泻下作用。

肌内注射:硫酸镁肌内注射时,由于 Mg^{2+} 和 Ca^{2+} 化学性质相似,可特异性地竞争 Ca^{2+} 结合位点,拮抗 Ca^{2+} 的作用,从而干扰运动神经末梢 ACh 的释放,使神经肌肉接头处 ACh 减少,导致骨骼肌纤维上的 N_2 受体不能被激活,肌纤维不能收缩,出现肌无力。出于同样原理,当 Mg^{2+} 过量中毒时,可用 Ca^{2+} 来解救。

【对象】

小鼠(体重 20 g 左右,雌雄不限)。

【材料】

1.器材 1 mL 注射器、灌胃针头、电子秤、玻璃钟罩、镊子、小鼠固定筒、秒表。
2.药品 0.5%戊巴比妥钠溶液、10%硫酸镁溶液、3%氯化钙溶液、生理盐水。

【步骤】

1.不同给药途径对戊巴比妥钠作用的影响。

(1)取小鼠 3 只,分别称重、编号(1、2、3 号),观察一般活动情况、翻正反射。

(2)给 1 号小鼠灌胃 0.5%戊巴比妥钠溶液,灌胃容量为 0.1 mL/10 g。给 2 号小鼠皮下注射 0.5%戊巴比妥钠溶液,注射容量为 0.1 mL/10 g。给 3 号小鼠静脉注射 0.5%戊巴比妥钠溶液,注射容量为 0.1 mL/10 g。

(3)用玻璃钟罩罩住小鼠,观察 60 min 并记录睡眠潜伏期和睡眠持续时间,将结果记录在表 1-3-1 中。

2.不同给药途径对硫酸镁作用的影响。

(1)取小鼠 3 只,分别称重、编号(1、2、3 号),观察一般活动情况、精神状态和肌张力。

(2)给 1 号小鼠灌胃 10%硫酸镁溶液,灌胃容量为 0.1 mL/10 g。给 2 号小鼠肌内注射 10%硫酸镁溶液,注射容量为 0.1 mL/10 g。给 3 号小鼠肌内注射 10%硫酸镁溶液,注射容量为 0.1 mL/10 g。

(3)用玻璃钟罩罩住小鼠,随时观察各小鼠的活动情况、精神状态和肌张力。观察到明显效果为止。

（4）待2、3号小鼠瘫痪后,立即给2号小鼠腹腔注射氯化钙溶液0.1 mL/10g,给3号小鼠腹腔注射生理盐水0.1 mL/10g。

（5）继续观察2、3号小鼠的活动情况、精神状态和肌张力,将结果记录在表1-3-2中。

【结果】

1.不同给药途径对戊巴比妥钠作用的影响见表1-3-1。

表1-3-1　不同给药途径对戊巴比妥钠作用的影响

小鼠编号	体重(g)	给药途径	睡眠潜伏期(min)	睡眠持续时间(min)
1				
2				
3				

2.不同给药途径对硫酸镁作用的影响见表1-3-2。

表1-3-2　不同给药途径对硫酸镁作用的影响

小鼠编号	体重(g)	给药名称	给药途径	活动情况	肌张力
1					
2		第一次			
		第二次			
3		第一次			
		第二次			

【注意事项】

1.小鼠尾静脉注射和灌胃的操作难度较大,教师应注意指导。

2.小鼠入睡时间以翻正反射消失为指标。"睡眠潜伏期"是指给药后到翻正反射消失的这一段时间。"睡眠持续时间"是指翻正反射消失到小鼠清醒的这一段时间。

3.肌内注射药液要求注入两后肢肌肉中。

4.实验中注射药物比较多,每次注射之前应充分洗净注射器,以免药物相互作用影响实验结果。

5.葡萄糖酸钙也可用于解救硫酸镁中毒。

【病例讨论】

初产妇,26岁。妊娠37+3周,剧烈头痛并呕吐3次。查体:BP 170/110 mmHg,尿蛋白(++),双下肢轻度水肿。无宫缩,枕右前位,胎心率135次/min,估计胎儿体重2 700 g。请分析该患者应立即采取的处理措施及原因。

【思考题】

1.给药途径不同对药物的作用会产生哪些影响？

2.简述硫酸镁引起肌无力的作用机制。

3.静脉滴注硫酸镁时应做哪些护理措施？中毒时抢救措施有哪些？

（刘丹花）

任务四 药物剂型对药物作用的影响

一、导学部分

药物制剂与剂型

药物制剂是指将原料药物按某种剂型制成具有一定质量标准并有一定规格的具体品种,制剂应保证药物含量准确、均匀稳定、便于应用和贮存,还应具有较高的生物利用度。药物剂型是指适合于疾病的预防、诊断或治疗的需要而制备的不同给药形式,即制剂的外部形态。临床常用的剂型按形态学分类分为固体剂型、半固体剂型、液体剂型、气体剂型和一些新型剂型。

(一)固体剂型

1.片剂　片剂(tablets)是将原料药物与适宜的辅料均匀混合后压制而成的圆形或异形(椭圆形、三角形、菱形等)的片状固体制剂。片剂具有剂量准确、服用方便、物理化学稳定性较好、运输和携带方便、生产成本低等优点,是临床应用最多的一种剂型。片剂以口服普通片为主,也有含片、舌下片、咀嚼片、分散片、泡腾片、肠溶片、阴道片等。口服片剂又分为以下若干种。

(1)普通片:是指将药物与辅料混合压制而成的片剂,又称之为压制片或素片。

(2)包衣片剂:是指在普通片外包衣膜的片剂。包衣的目的是防潮、避光,增加片剂中药物的稳定性;掩盖药物的不良气味,改善用药依从性;控制药物在胃肠道的释放部位,实现胃溶、肠溶或缓控释;改善片剂的外观,提高流动性和美观度。包衣片根据包衣材料的不同又可分为以下几种。

1)糖衣片剂:是指外包糖衣的片剂,糖衣包括隔离层、粉衣层和糖衣层,如硫酸亚铁糖衣片。

2)薄膜衣片:是指外包高分子聚合物薄膜的片剂,其比糖衣片衣膜薄得多,如三黄片。

3)肠溶衣片剂:是指外包在胃液中不溶解、但在肠液中可溶的衣层的片剂,目的是防止药物在胃液中被破坏及药物对胃的刺激性等,如阿司匹林肠溶片。

(3)多层片剂:是指由两层或数层(组分、配方或色泽不同)组成的片剂,其目的是改善外观或调节作用时间或减少两层中药物的接触,减少配伍变化等。此种片剂可以由上到下分为两层或多层,也可以由片心向外分为多层,如复方盐酸伪麻黄碱双层缓释片。多层片可获得不同的释药模式,如控释型、快/慢释药型、延迟释药、双峰释药、多相释药等。与普通片剂比较,多层片工艺复杂、生产效率低、成本高,但对一些特殊的复方和释放要求的药品等有很好的应用前景。

(4)口含片:是指含于口腔中,药物缓慢溶解产生持久局部或全身作用的片剂。含片中的药物应是易溶性的,主要起局部消炎、杀菌、收敛、止痛或局部麻醉作用,如银黄含片。

(5)舌下片:是指置于舌下能迅速融化,药物经舌下黏膜吸收发挥全身作用的片剂,主要适用于急症的治疗,如硝酸甘油舌下片。

(6)咀嚼片:是指在口腔中嚼碎后吞服的片剂。常加入蔗糖、薄荷等甜味剂及食用香料调整口味,尤其适合于幼儿,如孟鲁司特钠咀嚼片。

(7)泡腾片:是指含有泡腾崩解剂的片剂,泡腾片遇水可产生气体(一般为二氧化碳),使片剂快速崩解,多用于可溶性药物的片剂,如维生素 C 泡腾片等。

(8)分散片:是指置于温水中可迅速崩解、药物分散于水中形成混悬液的片剂。此种片剂适于婴、幼儿(药味不苦时)及老年人,并有速释的作用,如阿奇霉素分散片。

(9)阴道片:是指置于阴道内使用的片剂,其在阴道内易溶化、崩解并释放出药物,如克霉唑阴道片,具有局部杀菌消炎的作用,也可给予性激素类药物,不可用具有局部刺激性的药物制成阴道片。

2.散剂　散剂(powders)是指将原料药物或与适宜的辅料经粉碎、均匀混合制成的干燥粉末状制剂。根据使用方法可分为口服散剂和局部用散剂,如六一散、冰硼散等。外用散剂其覆盖面大,且兼具保护、收敛等作用,适用于溃疡、外伤的治疗;口服散剂一般为细粉,以便老人及儿童服用,服药后不宜过多饮水,以免药物过度稀释导致药效下降。散剂的分散度比较大,常常对制剂的化学活性、吸湿性、刺激性、挥发性、气味等性质影响比较大,因此对湿、光、热敏感的药物通常不宜制成散剂。

3.颗粒剂　颗粒剂(granules)是指药物与适宜的辅料混合制成的具有一定粒度的干燥颗粒状制剂,供口服用,如板蓝根颗粒。颗粒剂的特点包括:与散剂相比,其分散性、附着性、团聚性、吸湿性较小;服用方便,并可加入着色剂、矫味剂等添加剂,提高患者服药的依从性;通过制成颗粒剂,可有效防止复方散剂各组分由于粒度或密度差异而产生离析。颗粒剂主要适宜于老年人和儿童用药以及有吞咽困难的患者使用。

4.胶囊剂　胶囊剂(capsules)是指将原料药物与适宜的辅料填于空心胶囊或密封于软质囊材中的固体制剂,如克拉霉素胶囊、硝苯地平胶丸(软胶囊)。胶囊剂起效快、生物利用度高,同时可掩盖药物的不良气味,提高药物的稳定性,还可以帮助液态药物固体剂型化。根据理化性质,胶囊剂可分为硬胶囊和软胶囊。

(1)硬胶囊:是指采用适宜的制剂技术,将药物直接或加适宜的辅料制成颗粒、粉末、小丸、小片、液体或半固体等,填充于空心胶囊中的制剂。

(2)软胶囊:是指将固体药物分散或溶解在适宜的辅料中,制备成混悬液、溶液、半固体或乳状液,密封于软质囊材中的胶囊剂,或将一定量的液体药物直接包封,俗称胶丸。

胶囊剂疗效确切,服用方便,适用于大多数患者,服用时须整粒吞服,尤其在服用缓释、控制胶囊剂时,胶囊壳有时会起到缓释或控释的作用,整体服用才能发挥最佳药效,若剥去囊壳会造成突释等不良后果。另外,服用胶囊剂所用的水通常是温度不超过40 ℃的温开水,水量在100 mL左右较为适宜,避免由于胶囊药物质地轻,悬浮在会厌上部引起呛咳。

5.栓剂　栓剂(suppositories)是指药物与适宜基质制成的具有一定形状供人体腔道内给药的固体制剂。栓剂在常温下为固体,塞入腔道后,在体温下能迅速软化或溶解,并与分泌液混合,逐渐释放药物而产生局部或全身作用。按给药途径不同,栓剂可分为直肠栓、阴道栓和尿道栓,其中直肠栓和阴道栓是外科常用药,如甘油栓、甲硝唑栓等。

(二)半固体剂型

1.乳膏剂　乳膏剂(ointments)是指原料药物溶解或分散于乳状液基质中形成的均匀半固体制剂,如水杨酸乳膏。乳膏剂由于基质不同,可分为水包油型乳膏剂和油包水型乳膏剂。乳膏剂具有热敏性和触变性的特点,可使乳膏剂在长时间内黏附、紧贴或铺展在用药部位,起到全身治疗或局部治疗的作用,可用于消毒、抗感染、止痛、止痒和麻醉等。

2.硬膏剂　硬膏剂(plasters)是将药物溶解或混合于半固体的黏性基质中,涂于裱褙材料中,贴于皮肤上的近似固体的外用制剂。中药制剂中的硬膏剂称为膏药,如壮骨麝香止痛膏。

3.凝胶剂　凝胶剂(gels)是指将原料药物与能形成凝胶的辅料制成溶液、混悬或乳状液型的稠厚液体或半固体制剂,如吲哚美辛软膏。

(三)液体剂型

1.溶液剂　溶液剂(solutions)是指药物溶解于溶剂中形成的澄清液体制剂,可供口服或外用,如对乙酰氨基酚口服液。

2.糖浆剂　糖浆剂(syrups)是指含有药物、药材提取物或芳香物质的浓蔗糖水溶液,供口服使用,如小儿止咳糖浆、复方磷酸可待因糖浆。

3.注射剂　注射剂(injections)是指原料药物或与适宜的辅料制成的供注入体内的无菌制剂,包括注射液、注射用无菌粉末、注射用浓溶液等。注射剂药效迅速、剂量准确、作用可靠,可适用于急症或不宜口服给药的患者和不宜口服的药物。由于药物配成溶液后的稳定性受到很多因素的影响,因此一般提倡临用前配置,并应尽量减少注射剂联合使用的种类,严格掌握注射剂量和疗程,以避免配伍禁忌、减少不良反应和保证疗效。在其他给药途径能够达到治疗效果的情况下,尽量不要注射给药。

4.洗剂　洗剂(lotions)是指含原料药物的乳状液、溶液、混悬液,供涂抹或清洗无破损皮肤或腔道用的液体制剂,如复方硫黄洗剂。

5.乳剂　乳剂(emulsions)是指互不相容的两种液体,其中一种液体以细小的液滴均匀地分散在另一种液体中形成非均相液体分散体系,如鱼肝油乳剂、脂肪乳注射液。乳液中液滴的分散度很大,药物吸收快、药效发挥快及生物利用度高,可减少药物的刺激性及毒副作用,增加难溶性药物的溶解度,外用乳剂可改善药物对皮肤、黏膜的渗透性。

6.混悬剂　混悬剂(suspensions)是指难溶性固体药物以微粒状态分散于分散介质中形成的非均相的液体制剂,如布洛芬混悬剂。混悬剂中药物微粒一般在 0.5~10 μm 之间,根据需要药物微粒也可以小于 0.5 μm,大者可达 50 μm,可供口服、肌内注射。

7.合剂　合剂(mixtures)是指以水为溶剂,含有两种或两种以上药物成分的口服液体制剂,如胃蛋白酶合剂。

8.甘油剂　甘油剂(glycerole)是指药物溶于甘油中制成的专供外用的溶液剂,多用于口腔、耳鼻喉科疾病的治疗,如碘甘油。

(四)气雾剂

气雾剂(aerosol)是指原料药物或原料药和附加剂与适宜的抛射剂共同装封于具有特制阀门系统的耐压容器中,使用时借助抛射剂的压力将内容物呈雾状喷出,用于直接喷至腔道黏膜、皮肤或肺部吸入的制剂。使用前应充分摇匀储药罐,使罐中抛射剂和药物充分混合,如丙酸倍氯米松气雾剂。气雾剂简洁、便携、耐用、剂量均一,可直接到达病灶发挥药效,有的用于呼吸道吸入给药起全身作用,有的直接喷至腔道黏膜、皮肤起局部治疗作用,还可用于空间消毒。目前气雾剂在医疗上已用于治疗哮喘、烫伤、耳鼻喉疾病、祛痰、扩张血管、强心、利尿等,均已收到显著效果。

(五)喷雾剂

喷雾剂是指原料药物或与适宜辅料填充于特制的装置中,使用时借助手动泵的压力或其他方法将内容物呈雾状释出,用于直接喷至腔道黏膜及皮肤或肺部吸入等的制剂,如莫米松喷雾剂。喷雾剂中药物呈细小雾滴能直达作用部位,局部浓度高,起效迅速,可减少疼痛,且使用方便;给药剂量准确且比口服小,因此毒副作用小。

药物剂型对药物作用的影响

药物剂型是使用药物的必要形式,而药物又是通过其剂型发挥作用的。同一药物剂型不同,药物的药理作用、副作用及毒性反应也不同。

1.同一药物剂型不同,药理作用和临床应用不同　乳膏剂中的甘油外用可使局部组织软化,有保湿作用;甘油栓剂直肠给药可用于治疗便秘;甘油与抗坏血酸钠配成复方注射剂是一种混合高渗剂,静脉给药可降低眼压,用于治疗青光眼;加等量生理盐水口服即为脱水剂,可用于治疗脑水肿。

2.同一药物剂型不同,其作用的快慢、强弱、持续时间不同　氨茶碱为支气管扩张药,有注射剂、片剂、栓剂、缓释片等几种不同的剂型。注射剂起效最快,适用于急性重度哮喘或哮喘持续状态,以迅速缓解喘息与呼吸困难等症状。栓剂直肠给药避免了氨茶碱对胃肠道的刺激症状,减轻了心动过速的副作用,且吸收较快,药效维持时间较长;缓释片剂可维持药效达8～12小时,血药浓度平稳,避免了峰谷现象,减少了患者服药次数,胃肠道刺激反应也明显减少,对慢性反复发作性哮喘与夜间哮喘有较好的疗效。

3.同一药物剂型不同,其副作用、毒性强度不同　吲哚美辛片剂有显著的抗炎、镇痛作用,但也有食欲减退、腹痛等副作用,其主要原因是片剂在保存中逐渐硬化而影响崩解度,导致吸收量减少,生物利用度差,如果加大剂量则副作用更突出。但吲哚美辛栓剂通过直肠给药,减轻了药物直接作用于胃肠道黏膜引起的一系列胃肠反应,特别是对需长期用药者更为安全。

药物剂型多种多样,临床上使用时不仅需要根据不同的疾病、不同的用药部位来选择,还要考虑到药物对机体的安全性、有效性、准确性、稳定性及方便性,在充分发挥药效的同时,尽可能减少药物的不良反应。

士的宁

士的宁,又名番木鳖碱,是由马钱子中提取的一种生物碱,常用其硝酸盐或盐酸盐。

【药理作用与临床应用】

士的宁能选择性地对抗甘氨酸,解除中枢神经系统突触后抑制过程,取消神经元之间的抑制。其对脊髓的兴奋作用最突出,可提高骨骼肌的紧张度,对大脑皮层亦有一定的兴奋作用。大剂量士的宁也可直接抑制心肌。临床上用于巴比妥类药物中毒、瘫痪、弱视症及因注射链霉素引起的骨骼肌松弛的治疗。由于其毒性大,治疗安全范围小,故临床上已很少使用。

【中毒表现】

中毒多因误服大量马钱子所致,其特征性表现是全身强直性痉挛发作。中毒患者最初表现为烦躁不安,面部、颈部肌肉抽搐、有僵硬感,瞳孔缩小,或有视、听、味、触觉等过度敏感。随后出现瞳孔扩大、心动过速、全身震颤、抽搐、惊厥等。惊厥先呈阵挛性,随即转为强直性,患者有角弓反张姿势、苦笑面容。由于呼吸肌发生痉挛性收缩,常致发绀和窒息。声、光等外部刺激均可引起惊厥再次发作。惊厥每次约持续1分钟或更久。发作后肌肉松弛,呼吸恢复。反复的发作,可引起乳酸性酸中毒、高热、骨骼肌溶解及急性肾功能衰竭。严重中毒患者可因呼吸麻痹、循环衰竭、窒息而死亡。大多数病例神志始终清楚,少数突然意识丧失,呈现昏迷状态。

【解救措施】

1.一般处理　口服中毒者应在惊厥控制后用20%活性炭悬液或0.1%高锰酸钾溶液洗胃,洗胃后胃内宜留置活性炭悬液30～50 g;保持呼吸道通畅,充分供氧,呼吸肌麻痹者应给予气管插管、人工通气。

2.控制惊厥　将患者安置在较暗且安静的环境中,避免光、声刺激诱发惊厥;惊厥发作时可用地西泮、戊巴比妥钠或10%水合氯醛控制惊厥。如无效,可用乙醚或一氧化氮使患者处于轻度麻醉状态,以达到迅速缓解惊厥的目的。

3.对症支持治疗　建立静脉通路,静脉输液以维持水、电解质平衡,保证充足尿量,纠正酸中毒,防止肾衰竭。高温者应行物理降温。

4.由于阿片类对脊髓也有兴奋作用,且能使士的宁中毒后的呼吸抑制加深,咖啡因类与士的宁有协同作用,可加重士的宁的毒性作用,故应禁用。

【知识拓展】

药物新剂型

随着生物制剂学的发展,近年来临床上出现了一些药物新剂型,如缓释剂(sustained-release preparation)、控释剂(controlled-release preparation)、靶向制剂(targeted preparation)等,其目的在于提高药物的安全性和有效性,降低毒副作用,更积极主动地发挥药物的治疗作用。缓释制剂是指在规定的释放介质中,用药后能在较长时间内缓慢非恒速释放以达到长效作用的一类制剂,对于注射剂,药物的释放可持续数天至数月,如盐酸阿霉素脂质体注射剂。控释制剂是指在规定的释放介质中,按要求缓慢地恒速或接近恒速释放药物,使血药浓度长时间恒定维持在有效血药浓度范围内的制剂,如芬太尼透皮贴剂。缓释剂和控释剂的特点包括:①对半衰期短或需频繁给药的药物,可以减少服药次数,提高患者依从性;②血药浓度较平稳,避免峰谷现象,有利于降低药物的毒副作用。不是所有的药物都适合制成缓释控释剂,如单次服用剂量很大、半衰期很长(>24小时)、不能在小肠下段有效吸收、药效剧烈、溶解度小、吸收无规律的药物。靶向制剂亦称靶向给药系统(targeting drug delivery system,TDDS),是通过载体使药物选择性地浓集于靶组织、靶器官、靶细胞或细胞内的某靶点,而对非靶组织没有或几乎没有作用的制剂。良好的靶向制剂应具备定位、浓集、控释及无毒可生物降解等四个要素。靶向制剂可以提高药品的安全性、有效性和患者用药的依从性,所以日益受到国内外医药界的广泛重视。按给药方法不同,靶向制剂分为被动靶向制剂、主动靶向制剂和物理化学靶向制剂三大类,被动靶向制剂是靶向载体药物微粒在体内被单核-巨噬细胞摄取,这种自然吞噬的倾向使药物选择性地浓集于病变部位而产生特定的体内分布特征,常见的被动靶向制剂包括脂质体、微乳、微囊和微球、纳米囊和纳米球。主动靶向制剂是通过修饰的药物载体作为"导弹",将药物定向运送到靶区浓集发挥药效。物理化学靶向制剂是指应用物理化学方法使靶向制剂于特定部位发挥药效。

二、实验部分

【目的】

1. 掌握药物剂型对药理效应的影响。
2. 熟悉士的宁的药理作用、临床应用和主要不良反应。
3. 了解常见的药物剂型及特点。
4. 熟练捉拿蟾蜍及淋巴囊注射给药的实验方法,比较士的宁两种剂型对蟾蜍作用的差异。
5. 培养学生对突发问题的反应能力、解决问题的能力、科学严谨的学习态度和实事求是的作风。

【原理】

药物可制成多种剂型并采用不同的途径给药,如供口服给药的有片剂、胶囊剂、口服液,供注射用的有水剂、乳剂、油剂等。同一药物由于剂型不同,导致药物的吸收和消除不同,因此所引起的药理效应也不同,如片剂、胶囊剂和口服液由于药物崩解、溶解速率不同,吸收的快慢和多少各不相同,从而影响药效的快慢和强弱。注射剂中的水溶性制剂比油溶液和混悬剂吸收快、起效时间短。

士的宁对脊髓有选择性兴奋作用,可提高骨骼肌的紧张度,随着药物剂量的增加,动物会出现惊厥,甚至死亡。士的宁胶浆溶液含阿拉伯凝胶(阿拉伯胶为大分子物质),为大分子胶体溶液,而细胞膜是一种半透膜,它对小分子水溶性物质通透性高,而对大分子胶体物质吸收较慢,因此,士的宁水溶液吸收快,起效也快,士的宁胶浆溶液吸收慢,起效慢。

【对象】

蟾蜍(体重 50~100 g 左右,雌雄不限)。

【材料】

1. 器材 1 mL 注射器、电子秤。
2. 药品 0.04%硝酸士的宁水溶液、0.04%硝酸士的宁胶浆溶液(含阿拉伯凝胶 6%~8%)。

【步骤】

1. 取蟾蜍 2 只,分别称重、随机编号(1、2 号),观察正常活动。
2. 给 1 号蟾蜍胸淋巴囊内注射 0.04%硝酸士的宁水溶液 0.8 mL/100 g。给 2 号蟾蜍胸淋巴囊内注射 0.04%硝酸士的宁胶浆溶液 0.8 mL/100 g。
3. 将蟾蜍置于灯下,经常加以触动,观察 2 只蟾蜍有无反射亢进现象,直至出现强直性惊厥。
4. 记录并比较 2 只蟾蜍给药后发生强直性惊厥的时间以及惊厥的严重程度并将结果记录在表 1-4-1 中。

【结果】

表 1-4-1　不同剂型硝酸士的宁对蟾蜍惊厥的影响

分组	体重	药物剂型	产生惊厥时间(min)	惊厥程度
1				
2				

【注意事项】

蟾蜍胸淋巴囊注射时,注射针头应穿过一部分肌肉再进入淋巴囊内,保证针头拔出时不会有药液外漏。

【病例讨论】

患儿,男,2 周岁,因病毒性感冒引起高热(体温 39.1 ℃),哭闹不止,医师处方给予布洛芬口服混悬剂。相比布洛芬固体剂型,在此病例中选用布洛芬口服混悬剂的优势有哪些?

【思考题】

1.临床上使用盐酸多柔比星注射液时,常发生骨髓抑制和心脏毒性等严重的不良反应,解决方法之一是将其制成脂质体制剂。脂质体是一种具有多功能的药物载体,其特点有哪些?

2.药物剂型对药物作用有何影响?

(刘丹花)

任务五 尿液 pH 值对阿司匹林排泄的影响

一、导学部分

阿司匹林

阿司匹林(aspirin,乙酰水杨酸),非选择性环氧化酶(cycloxygenase,COX)抑制药,通过减少体内前列腺素(arostaglandin,PG)的合成发挥作用。抑制 COX-2 产生解热、镇痛、抗炎、抗风湿作用,抑制 COX-1 引起胃肠道的不良反应等。

【体内过程】

本药口服后迅速被胃肠道黏膜吸收,小部分在胃、大部分在小肠吸收,1~2 h 达到血药浓度峰值。在吸收过程中与吸收后,迅速被胃黏膜、血浆、红细胞及肝中的酯酶水解为水杨酸。因此阿司匹林血药浓度低,血浆 $t_{1/2}$ 约 15 min。水解后以水杨酸盐的形式可以分布到全身组织,包括关节腔、脑脊液和胎盘。水杨酸盐与血浆蛋白结合率高达 80%~90%,白蛋白与阿司匹林的结合点基本处于饱和状态,增加剂量易迅速增加游离药物浓度,并与其他药物竞争蛋白结合位点,发生药物相互作用。大部分水杨酸在肝内氧化代谢,其代谢产物与甘氨酸或葡萄糖醛酸结合后从尿排出。尿液 pH 值的变化对水杨酸盐的排泄量影响很大,在碱性尿液中可以排出 85%,在酸性尿时排出仅为 5%。

【药理作用和临床应用】

1. 解热、镇痛、抗炎、抗风湿 抑制 COX 的活性,减少中枢 PG 合成,降低发热者的体温,且只能降到正常水平,对正常人体温没有影响。当组织有炎症时,局部释放 PG 等致痛物质,阿司匹林抑制局部 PG 合成,用于感冒头痛、牙痛、神经痛、月经痛、肌肉痛、关节痛、痛经等慢性钝痛。能减轻炎症引起的红、肿、热、痛等症状,迅速缓解风湿性关节炎的症状,大剂量(3~5 g/d)可使急性风湿热的患者于 1~2 天内明显好转,疗效快而确切,可作为急性风湿热的鉴别诊断。阿司匹林对类风湿关节炎也能迅速控制症状,目前仍为治疗风湿和类风湿关节炎的常用药。

2. 影响血小板的功能 小剂量阿司匹林能使 COX 活性中心的丝氨酸乙酰化失活,不可逆的抑制血小板膜上的 COX-1,减少血小板中血栓素 A_2(TXA_2)生成,抑制血小板聚集和对抗血栓形成,达到抗凝作用;大剂量阿司匹林能直接抑制血管内膜COX-1,使PGI_2合成减少,PGI_2是TXA_2的生理拮抗剂,它的合成减少可促进凝血及血栓形成。临床常用小剂量阿司匹林(50~100 mg/d)防治血栓形成,用于防治缺血性心脏病、缺血性脑病、血管成形术或其他手术后的血栓形成。

3.其他作用　大剂量阿司匹林能抑制尿酸自肾小管的重吸收,促进尿酸的排泄,可用于治疗痛风。

体液 pH 值对药物体内过程的影响

体液 pH 值对药物吸收、分布、排泄都有影响。在生理状况下,细胞内液 pH 值为7.0,细胞外液为7.4。由于弱酸性药物在弱碱性的细胞外液中解离增多,因而细胞外液的药物浓度高于细胞内液,升高血液 pH 值可使弱酸性药物由细胞内向细胞外转运,降低血液 pH 值则使弱酸性药物向细胞内转运;弱碱性药物则相反。当口服碳酸氢钠碱化血液可促进巴比妥类弱酸性药物从脑细胞向血液转移,同时碱化尿液可减少巴比妥类弱酸性药物在肾小管的重吸收,促进药物从尿中排出,这是临床上抢救巴比妥药物中毒的措施之一。非解离型弱酸性药物和弱碱性药物在肾脏远曲小管可通过简单扩散而被重吸收,碱化和酸化尿液可分别使弱酸性药物、弱碱性药物的解离型增多,脂溶性减少,不易被肾小管重吸收。

许多药物也可通过汗液、唾液、泪液和乳汁排泄。这些排泄途径主要依赖脂溶性分子型药物通过腺上皮细胞进行简单扩散,与 pH 值有关。药物也可以主动转运方式分泌入腺体导管内,排入腺体导管的药物可被重吸收。经唾液进入口腔的药物吞咽后也可被重吸收。乳汁酸度较血浆高,故碱性药物在乳汁中的浓度较血浆内的浓度略高,酸性药物则相反。非解离物质(如乙醇、尿素)易进入乳汁达到与血浆相同的浓度。

二、实验部分

【目的】

1.掌握尿液 pH 值对阿司匹林排泄的影响及阿司匹林的药理作用、临床应用。

2.熟悉阿司匹林的体内代谢特点。

3.了解尿液中水杨酸的检测方法。

4.通过观察酸化尿液和碱化尿液水杨酸排泄量的不同,进一步理解 pH 值对药物排泄的影响。

5.培养学生合理选择药物、合理进行药物配伍的能力,为培养合格的临床医生打下良好基础。

【原理】

阿司匹林在体内可水解为水杨酸,尿液 pH 值对水杨酸排泄影响非常大,当尿液呈酸性时仅排泄5%,而尿液呈碱性时排泄85%。尿液中的水杨酸与三氯化铁反应生成一种紫色络合物,溶液中紫色的深度与水杨酸的浓度成正比。

【对象】

大鼠(200~300 g)雌雄不限。

【材料】

1.器材　大鼠代谢笼9个,大鼠灌胃器3个,5 mL注射器,10 mL注射器,玻璃试管,移液器,pH计。

2.药品　5%碳酸氢钠溶液、0.5%氯化铵溶液、2%水杨酸钠溶液、5%三氯化铁溶液、蒸馏水、1%呋塞米(速尿)。

【步骤】

1.取大白鼠9只,称重并编号,按照体重组间一致的原则将其均分3组(每组3只):5%碳酸氢钠溶液组(A组),蒸馏水组(B组),0.5%氯化铵溶液组(C组)。

2.A组5%碳酸氢钠溶液灌胃5 mL/kg;B组蒸馏水灌胃5 mL/kg;C组0.5%氯化铵溶液灌胃5 mL/kg。

3.15 min后分别给3组大鼠灌胃蒸馏水20 mL/kg。

4.20 min后分别给3组大鼠腹腔注射2%水杨酸钠溶液10 mL/kg及1%呋塞米2 mL/kg。

5.收集给予2%水杨酸钠溶液后各鼠40分钟尿液,用pH计检测尿液的pH值。取各鼠尿液4 mL加5%三氯化铁1 mL,比较溶液颜色的差异,将结果记录在表1-5-1中。

【结果】

表1-5-1　尿液pH值对阿司匹林排泄的影响

编号	体重(g)	分组	尿液pH值	颜色深浅
1				
2				
3				
4				
5				
6				
7				
8				
9				

【注意事项】

1.实验进行到步骤4后,再将集尿笼插入代谢笼中,以免收集尿液前将集尿笼污染。

2.实验用试管、集尿笼应清洗干净,否则影响尿液 pH 值,导致实验结果不准确。

【病例讨论】

患者,女,32 岁,两天前无明显诱因出现尿频、尿急、尿痛,伴腰痛。查体:T 38 ℃,肾区叩击痛,血分析见 WBC $15×10^9$/L,中性粒细胞占 85%,尿分析见尿液浑浊,尿蛋白阳性,镜检白细胞满视野。诊断为急性肾盂肾炎。

讨论:抗尿路感染的治疗原则是什么?

【思考题】

1.药物的排泄途径有哪些?影响肾脏药物排泄的因素有哪些?

2.体液 pH 值对药物的哪些体内过程有影响?有何临床意义?

(王利)

任务六
肾功能状态对药物作用的影响

一、导学部分

药物及其代谢产物主要经肾脏从尿液排泄。肾脏对药物的排泄方式为肾小球滤过、肾小管分泌及肾小管重吸收,其中肾小管重吸收是对已经进入尿中药物的回收再利用过程。

1. 肾小球滤过　肾小球毛细血管膜孔较大,除与血浆蛋白结合的结合型药物外,游离型药物及其代谢产物均可经肾小管滤过。滤过速度受药物分子大小、血浆内药物浓度以及肾小球滤过率的影响。

2. 肾小管分泌　近曲小管细胞能以主动方式将药物自血浆分泌入肾小管内。除了特异性转运机制分泌葡萄糖、氨基酸外,肾小管细胞具有两种非特异性转运机制,分别分泌有机阴离子(酸性药物离子)和有机阳离子(碱性药物离子)。经同一机制分泌的药物可竞争转运体而发生竞争性抑制,通常分泌速度较慢的药物能更有效地抑制分泌速度较快的药物。丙磺舒为弱酸性药物,通过酸性药物转运机制经肾小管分泌,因而可竞争性地抑制经同一机制排泄的其他酸性药,如青霉素,两药合用后青霉素血药浓度增高,疗效增强,可用于少数重症感染者。噻嗪类利尿药、水杨酸盐、保泰松等与尿酸竞争肾小管分泌机制而引起高尿酸血症,诱发痛风。许多药物与近曲小管主动转运载体的亲和力显著高于与血浆蛋白的亲和力,因此药物经肾小管分泌的速度不受血浆蛋白结合率的影响。

3. 肾小管重吸收　非解离型的弱酸性药物和弱碱性药物在肾脏远曲小管可通过简单扩散而被重吸收。重吸收程度受血和尿的 pH 以及药物 pK_a 影响。一般来说,pK_a 为 3.0~8.0 的酸性药物和 pK_a 为 6.0~11.0 的碱性药物的排泄速度易因尿 pH 改变而受到明显影响。碱化或酸化尿液可分别使弱酸性药物(如苯巴比妥)、弱碱性药物(如苯丙胺)的解离型增加,脂溶性减少,不易被肾小管重吸收。

新生儿肾小球滤过率和肾小管最大分泌率均仅为成人的 20%,故主要经肾清除的药物在新生儿体内半衰期 $t_{1/2}$ 比成人长。足月新生儿的肾功能在一周内能达到成人水平,早产儿的肾功能较差。因而,庆大霉素在早产新生儿体内 $t_{1/2}$ 长达 18 小时或更久,足月产新生儿约为 6 小时,成人仅为 1~4 小时。肾功能从大约 20 岁开始缓慢减弱,到 50 岁和

75岁,分别降低约25%和50%,肾小球滤过能力的衰退可引起药物经肾脏清除率相应降低。

肾功能损伤易引起药物体内蓄积,产生过强或过久的药物作用,甚至发生毒性反应。肾病综合征还可导致蛋白尿、水肿和血浆白蛋白降低,不仅会因肠道黏膜水肿而影响药物吸收,也会因为药物与血浆蛋白结合率降低而影响药物分布。

二、实验部分

【目的】

1. 掌握肾脏对药物排泄的作用及排泄方式。
2. 熟悉影响药物作用的各种因素。
3. 了解肾损伤模型的建立方法。
4. 观察不同肾功能状态下链霉素急性毒性反应的强弱。
5. 培养学生根据患者身体状况合理选择药物剂量及进行药物配伍的能力。

【原理】

肾脏是无机汞蓄积的主要靶器官,在肾脏近曲小管细胞内含量最高。汞作用于线粒体、微粒体等结构,抑制多种含巯基酶的活性,干扰呼吸酶的活性,致使整个细胞受损、坏死,并引起抗原抗体免疫反应,导致抗原抗体复合物形成,致使肾小球发生病变。链霉素主要经肾脏排泄消除,肾功能状态不良,其消除的速度减慢,易引起急性中毒症状,包括肌张力降低,呼吸麻痹等。本实验首先选择氧化汞,建立小鼠肾功能损伤模型,继而腹腔注射硫酸链霉素,分别观察对照组和肾损伤组链霉素急性毒性反应的强弱。

【对象】

小鼠,体重18~22 g,雌雄不限。

【材料】

1. 器材　鼠笼、注射器(1 mL)、针头、电子天平。
2. 药品　0.1%氧化汞溶液、2.5%硫酸链霉素溶液。

【步骤】

1. 小鼠随机分为对照组和肾功能损伤组,分别称重、标记,观察正常活动,并记录到表中1-6-1。
2. 肾功能损伤组小鼠腹腔注射0.1%氧化汞溶液,剂量为0.1 mL/10 g;对照组小鼠腹腔注射相同剂量生理盐水。给药后置于鼠笼中30分钟,观察其中毒反应情况。
3. 各组小鼠腹腔注射0.2 mL/10 g的2.5%硫酸链霉素溶液,注射后观察30~60分钟,并将结果记录到表1-6-1中。

【结果】

表 1-6-1 肾功能不良小鼠链霉素急性毒性反应表现

分组	体重(g)	药物剂量	反应情况
对照组			
肾功能损伤组			

【注意事项】

如室温低于 20℃,应及时给小鼠保暖。

【病例讨论】

患者,男,30 岁。咽痛、咳嗽、发热,2 周后发现尿色红,眼睑水肿,尿量 1000 mL/24 h。查体:全身皮肤未见皮疹,血压 150/100 mmHg。化验:尿蛋白(++),红细胞 50~60/HP,白蛋白 32 g/L,血肌酐 123 μmol/L。诊断为急性链球菌感染后肾炎。

讨论:该患者的治疗原则是什么?

【思考题】

1.肾功能状态如何影响药物的作用?

2.肾功能状态对临床用药有何指导意义?

(王利)

任务七 肝功能状态对药物作用的影响

一、导学部分

药物代谢通常涉及Ⅰ相（phaseⅠ）和Ⅱ相（phaseⅡ）反应。Ⅰ相反应通过氧化、还原、水解在药物分子结构中引入或脱去功能基团（如 $-OH$、$-NH_2$、$-SH$）而生成极性增高的代谢产物。Ⅱ相反应通过结合（conjugation）反应，是药物分子的极性基团与内源性物质（如葡萄糖醛酸、硫酸、醋酸、甘氨酸等）经共价键结合，生成极性大、水溶性高的结合物而经肾脏排出体外。

肝脏中药物代谢酶种类多而含量丰富，因此肝脏是药物代谢最主要的器官。肝脏药物代谢酶主要包括细胞色素 P_{450} 单加氧酶系（cytochrome P_{450} monooxygenases 或 CYP_{450}，简称 CYP）、含黄素单加氧酶系（flavin-containing monooxygenases，FMO）、环氧化物水解酶系（epoxide hydrolases，EH）、结合酶系（conjugation enzymes）和脱氢酶系（dehydrogenases）。

1. **细胞色素 P_{450} 单加氧酶系** CYP 为一类亚铁血红素-硫醇盐蛋白（heme-thiolate proteins）的微粒体酶超家族，参与内源性物质和包括药物、环境化合物在内的外源性物质的代谢。CYP 根据氨基酸序列的同一性分为家族、亚家族和酶个体。氨基酸序列有 40% 以上相同者划为同一家族，以阿拉伯数字表示；同一家族内氨基酸序列相同达 55% 以上者为同一亚家族，在代表家族的阿拉伯数字之后标以英文字母表示；而同一亚家族的单个同工酶则再以阿拉伯数字表示。如 CYP2D6 中的 CYP 为细胞色素 P_{450} 的缩写，2 是家族，D 是亚家族，6 是单个酶。在人类已发现 CYP 共 18 个家族，42 个亚家族，64 个酶。CYP1、CYP2 和 CYP3 家族中各有 8~10 个同工酶，介导人体内绝大多数药物的代谢，其中 CYP3A 代谢 50% 以上的药物。其他家族在类固醇激素、脂肪酸、维生素和其他内源性物质的合成与降解中起重要作用。

CYP 参与药物代谢的总反应式可以用下式表达：

$$DH + NADPH + H^+ + O_2 \rightarrow DOH + H_2O + NADP^+$$

DH 为未经代谢的原形药物，DOH 为代谢产物。CYP 的基本作用是从辅酶Ⅱ及细胞色素 b5 获得两个 H^+，另外接受一个氧分子，其中一个氧原子使药物羟化，另一个氧原子与两个 H^+ 结合成水。

CYP催化底物选择性低,不同亚型的CYP能催化同一底物,而多种底物也可被同一种CYP所代谢;其作用的变异性大,易受多种因素影响,如遗传、年龄、性别、营养状况和疾病状态等都可导致CYP活性发生变化。了解每一个CYP所催化的药物,对于保障临床合理用药以及阐明在代谢环节发生的药物相互作用有重要意义。

2.含黄素单加氧酶系　FMO是参与Ⅰ相药物氧化反应的另一个微粒体酶超家族,与CYP共存于肝脏内质网,主要参与水溶性药物的代谢。该酶系包括6个超家族,其中FMO3含量丰富,主要代谢烟碱、西咪替丁、雷尼替丁、氯氮平、依托必利等,产生的代谢产物基本无活性。FMO不被诱导或抑制,未见基于FMO的药物相互作用。

3.环氧化物水解酶系　EH分为两类:存在于细胞质中的可溶性环氧化物水解酶(sEH)和存在于细胞内质网膜上的微粒体环氧化物水解酶(mEH)。该酶系的作用是将某些药物经CYP代谢后生成的环氧化物进一步水解变为无毒或毒性很弱的代谢物。

4.结合酶系　主要参与Ⅱ相药物结合反应,如葡萄糖醛酸转移酶、硫酸转移酶、乙酰转移酶、甲基转移酶、谷胱甘肽-S-转移酶等。除葡萄糖醛酸转移酶存在于内质网外,其余均位于细胞质中。该酶系反应速度通常快于Ⅰ相反应酶系,可迅速终止代谢物毒性。

5.脱氢酶系　包括乙醇脱氢酶、乙醛脱氢酶、乳酸脱氢酶、二氢嘧啶脱氢酶、琥珀酸脱氢酶、葡萄糖-6-磷酸脱氢酶、11β-羟基类固醇脱氢酶等。主要存在于细胞质中,对许多药物和体内活性物质进行代谢。

药物代谢的个体差异主要由药物代谢酶的个体差异引起,而遗传因素对药物代谢酶的个体差异起着重要作用,多与微粒体酶活性差异有关。

许多药物长期应用对药物代谢酶具有诱导或抑制作用,改变药物作用的持续时间与强度。能使药物代谢酶活性降低、药物代谢减慢的药物叫作酶抑制剂(enzyme inhibitor);能使药物代谢酶活性增高、药物代谢加快的药物叫作酶诱导剂(enzyme inducer)。苯巴比妥的药酶诱导作用强,可加速抗凝血药双香豆素的代谢,使凝血酶原时间缩短。大剂量对乙酰氨基酚引起的肝脏毒性反应主要来自经CYP代谢的毒性代谢产物N-乙酰对位苯醌亚胺,CYP的诱导将导致其毒性反应增强。有些药物本身就是其所诱导的药物代谢酶的底物,因此在反复应用后,药物代谢酶的活性增高,药物自身代谢也加快,这一作用称为自身诱导。可发生自身诱导的药物包括苯巴比妥、格鲁米特、苯妥英钠、保泰松等,自身诱导作用是药物产生耐受性的重要原因。药物代谢酶被诱导程度受其表型和基因型遗传多态性的影响,野生型纯合子的可诱导性显著高于野生型杂合子,更高于突变型纯合子。有些药物可抑制肝微粒体酶的活性,导致同时应用的一些药物代谢减慢,如氯霉素可抑制甲苯磺丁脲和苯妥英钠的代谢。还有一些药物对某一药物的代谢来说是诱导剂,对另一药物的代谢来说可能是抑制剂,如保泰松对洋地黄毒苷等药物的代谢起诱导作用,而对甲苯磺丁脲和苯妥英钠的代谢起抑制作用。

肝脏血流量是决定肝脏药物清除率的重要因素。病理状态下,心排血量及肝血流量发生明显变化时可能引起有临床意义的血流动力学性质的药物代谢改变。肝血流量的改变也可由药物引起,如苯巴比妥增加肝血流量,而普萘洛尔和吲哚美辛能降低肝血流量,从而引起有临床意义的药物相互作用。

部分药物经肝脏转化形成极性较强的水溶性代谢产物,被分泌到胆汁内经由胆道及胆总管进入肠腔,然后随粪便排泄,经胆汁排入肠腔的药物部分可再经小肠上皮细胞吸收经肝脏进入血液循环,这种肝脏、胆汁、小肠间的循环称肠肝循环(enterohepatic circulation)。肠肝循环可延长药物的血浆半衰期和作用时间。

肝功能损伤易引起药物在体内蓄积,产生过强或过久的药物作用,甚至发生毒性反应。

二、实验部分

【目的】

1. 掌握肝功能对药物代谢的影响。
2. 熟悉影响药物代谢的各种因素。
3. 了解肝损伤模型的建立方法。
4. 观察不同肝功能状态对戊巴比妥钠药理作用的影响。
5. 培养学生根据患者身体状况合理选择药物剂量及进行药物配伍的能力。

【原理】

四氯化碳是一种对肝细胞有严重毒性作用的化学物质。目前认为其导致肝损伤的主要机制与四氯化碳自身和其自由基代谢产物有关,四氯化碳在肝内经细胞色素 $P_{450}2E1$ 代谢产生毒性代谢产物。戊巴比妥钠主要在肝内代谢失活,肝功能状态直接影响其药理作用的强弱和维持时间的长短。本实验采用四氯化碳建立小鼠急性肝损伤模型,继而戊巴比妥钠灌胃给药,分别观察对照组和肝功能的损伤组戊巴比妥钠药理作用的强弱。

【对象】

小鼠,体重18~22 g,雌雄不限。

【材料】

1. 器材　鼠笼、注射器(1 mL)、针头、小鼠灌胃针头、电子天平。
2. 药品　1%四氯化碳、0.25%戊巴比妥钠溶液。

【步骤】

1. 小鼠随机分为对照组和肝功能损伤组,分别称重、标记,观察正常活动,并记录到表1-7-1中。
2. 肝功能损伤组小鼠皮下注射0.1 mL/10 g的1%四氯化碳,对照组小鼠皮下注射相同剂量的生理盐水,给药后至于鼠笼中观察1小时。
3. 各组小鼠分别灌胃给予0.2 mL/10 g的0.25%戊巴比妥钠溶液,记录从给药到出现翻正反射消失的时间。观察各组小鼠的反应情况记录到表1-7-1中。

【结果】

表1-7-1 肝功能不良小鼠戊巴比妥钠药理作用的表现

分组	体重(g)	药物剂量	给药途径	反应情况
对照组				
肝功能损伤组				

【注意事项】

小鼠翻正反射消失以持续1分钟及以上为正常,1分钟内若能翻正则认为翻正反射未消失。

【病例讨论】

患者,女,30岁。因食欲不振、尿少、腹胀2个月住院。19岁时检查曾发现肝大。查体:消瘦、腹部膨隆,肝未触及,脾肋下3 cm,腹部移动性浊音阳性。腹水检查:比重1.012,黏蛋白定性试验(-),红细胞80×10^6/L。诊断为肝硬化腹水。

讨论:1.该患者的治疗原则是什么?

2.首选哪个类型利尿药?

【思考题】

1.肝功能状态如何影响药物的作用?

2.肝功能状态对临床用药有何指导意义?

(王利)

任务八 药物的拮抗作用

一、导学部分

根据药物与受体结合后产生的效应不同,将药物分为激动药和拮抗药。激动药既有亲和力又有内在活性,能与受体结合并激动受体产生效应;拮抗药具有亲和力但无内在活性,与受体结合本身不产生作用,但阻滞激动药或内源性配体与受体结合产生效应。

硫酸镁

硫酸镁(magnesiun sulfate),给药途径不同产生不同的药理作用。口服给药很少吸收,有泻下和利胆作用;外用热敷可消炎去肿;静脉或肌内注射给药则产生全身作用,有中枢抑制、抗惊厥和降压作用。

【药理作用】

镁离子(Mg^{2+})是细胞内重要的阳离子,主要存在于细胞内液,细胞外液仅占5%。血液中 Mg^{2+} 为(2~3.5)mg/100 mL,低于该浓度时,神经及肌肉的兴奋性升高。Mg^{2+} 参与多种酶活性的调节,在神经冲动传递和神经肌肉应激性维持等方面发挥重要作用。注射硫酸镁能抑制中枢及外周神经系统,使骨骼肌、心肌、血管平滑肌松弛,从而发挥肌松和降压作用。作用机制可能是由于 Mg^{2+} 和 Ca^{2+} 化学性质相似,可特异性的竞争 Ca^{2+} 结合位点,拮抗 Ca^{2+} 的作用。

当神经冲动到达胆碱能神经末梢时,神经末梢上的 Ca^{2+} 通道开放,Ca^{2+} 内流,神经末梢内 Ca^{2+} 浓度升高,使 ACh 的囊泡向着突触前膜运动、与突触前膜融合、破裂释放出 ACh,而 Mg^{2+} 竞争拮抗 Ca^{2+} 的这种作用,干扰 ACh 的释放,使神经肌肉接头处 ACh 减少,导致骨骼肌、平滑肌松弛。同时 Mg^{2+} 也作用于中枢神经系统,兴奋性神经递质 ACh 的释放减少,引起感觉及意识丧失。所以,Mg^{2+} 过量中毒可以用 Ca^{2+} 来解救。

【临床应用】

主要用于缓解子痫、破伤风等引起的惊厥,也常用于高血压危象。常用肌内注射或静脉滴注给药。

【不良反应及注意事项】

硫酸镁注射的安全范围很窄,血浆镁离子浓度超过 3.5 mmol/L 即可出现中毒症状。血镁过高可抑制延髓呼吸中枢和血管运动中枢,引起呼吸抑制、血压骤降和心脏骤停。腱反射消失是呼吸抑制的先兆,连续注射硫酸镁的过程中应经常检查腱反射。中毒时应立即进行人工呼吸,并缓慢注射氯化钙和葡萄糖酸钙加以对抗。

【知识拓展】

钙通道

离子通道(ion channels)是细胞膜中的跨膜蛋白质分子,在脂质双分子层中构成具有高度选择性的亲水性孔道,能选择性通透某些离子,其功能是细胞生物电活动的基础。

钙通道(calciun channels)在正常情况下是 Ca^{2+} 内流的离子通道。它存在于机体各种组织细胞,是调节细胞内 Ca^{2+} 浓度的主要途径。一般认为,膜上存在两大类钙离子通道,即电压门控钙通道和配体门控钙通道。

1.电压门控钙通道(voltage-gated Ca^{2+} channels) 目前已克隆出 L、N、T、P、Q 和 R 六种亚型的电压依赖性钙通道,其中 L 亚型钙通道是细胞兴奋时外钙内流的最主要途径,分布于各种兴奋细胞,是心肌细胞动作电位 2 相平台期形成的主要离子流。表 1-8-1 列出几种电压依赖性钙通道亚型的特性。

表 1-8-1 几种电压依赖性钙通道亚型特性

亚型	存在部位	钙电流特性	阻滞剂
L	心脏、神经	作用持续时间长,激活电压高,电导较大	维拉帕米
T	心脏、神经	作用时间短,电导小,激活电压低且迅速失活	氟桂利嗪
N	神经	作用持续时间短,激活电压高	芋螺毒素
P	小脑浦氏细胞	作用持续时间长,激活电压高	蜘蛛毒素
Q	小脑颗粒细胞		
R	神经		

2.配体门控钙通道(receptor-operated Ca^{2+} channels) 这类通道存在于细胞器如肌质网(sarcoplasmic reticulum,SR)和内质网(endoplasmic reticulum,ER)膜上,是内钙释放进入胞质的途径。由于三磷酸肌醇(inositol triphophate,IP_3)或钙等第二信使激活细胞器上相应受体而引起通道开放,故称为细胞内配体门控通道。当细胞膜去极化时,电压门控钙通道开放,Ca^{2+} 内流使细胞膜内的 Ca^{2+} 突然增加而触发 Ca^{2+} 释放,从而引起细胞兴奋-收缩耦联活动,这一过程称为 Ca^{2+} 诱导 Ca^{2+} 释放。现主要有下述两种钙释放通道:①Ryanodine 受体钙释放通道,Ryanodine 受体分布于骨骼肌、心肌、平滑肌、脑、内分泌细胞、肝和成纤维细胞等;②IP_3 受体通道,IP_3 作用于细胞器如 ER 或 SR 膜上的 IP_3 受体引起储 Ca^{2+} 释放,在心脏与药物和激素引起心肌收缩反应有关。

二、实验部分

【目的】

1.掌握受体激动药、受体拮抗药的概念。

2.熟悉硫酸镁的药理作用、临床应用、不良反应及中毒时抢救措施。

3.了解硫酸镁导泻、抗惊厥及降压的作用原理。

4.观察硫酸镁与氯化钙间的拮抗作用及硫酸镁肌内注射与口服给药药理作用的区别。

5.培养学生根据适应症合理选择抗惊厥药及正确处理不良反应的能力。

【原理】

1.硫酸镁口服在消化道内解离为 Mg^{2+} 和 SO_4^{2-}，很少被吸收，导致肠道内渗透压增高，水的吸收减少，肠道内溶液量增加，同时 Mg^{2+} 和 SO_4^{2-} 刺激消化道，使消化道的运动增加，从而产生泻下作用。

2.硫酸镁肌内注射时，由于 Mg^{2+} 竞争 Ca^{2+} 通道，导致流入突触前膜的 Ca^{2+} 减少，突触前膜的 ACh 囊泡不能被激发破裂，ACh 释放减少，骨骼肌纤维上的 N_2 受体不能被激活，肌细胞不能收缩，最终导致肌无力。

3.镁中毒时可用钙剂纠正，因为 Mg^{2+} 与 Ca^{2+} 可产生竞争性拮抗作用。

【对象】

小白鼠(体重 20 g 左右)。

【材料】

1.器材　1 mL 注射器、灌胃针头、玻璃钟罩、镊子。

2.药品　10%硫酸镁溶液、3%氯化钙溶液、生理盐水。

【步骤】

1.取体重相近小白鼠 3 只，分别称重、记号(1、2、3 号)，观察一般活动情况、精神状态、翻正反射、肌张力。

2.给 1 号小白鼠灌胃 10%硫酸镁溶液 0.1 mL/10 g。给 2 号小白鼠肌内注射 10%硫酸镁溶液 0.1 mL/10 g。给 3 号小白鼠肌内注射 10%硫酸镁溶液 0.1 mL/10 g。

3.用钟罩罩住小白鼠，随时观察各小鼠的活动情况、精神状态、翻正反射、肌张力。观察到明显效果为止。

4.待 2、3 号小白鼠瘫痪后，给 2 号小白鼠腹腔注射氯化钙溶液 0.1 mL/10 g，给 3 号小白鼠腹腔注射生理盐水 0.1 mL/10 g，将实验结果记录于表 1-8-2。

【结果】

表1-8-2 不同给药途径对硫酸镁作用的影响

小白鼠号	给药名称	给药途径	活动情况	肌张力
1号				
2号	第1次给药			
	第2次给药			
3号	第1次给药			
	第2次给药			

【注意事项】

1.肌内注射可注入两后肢肌肉中。

2.灌胃时应使小鼠口腔与食管在一条直线上,随小鼠吞咽动作缓慢插入灌胃器,灌药时药液不可外溢。

【病例讨论】

患儿,男,2岁。入院前3天出现流涕、咳嗽,家长自服"小儿感冒冲剂",流涕消失,咳嗽加重且有痰,入院前2天加服"儿童止咳糖浆",效果不明显,入院前1天出现发热,体温39.1℃,口服"泰诺"体温下降不明显,入院前6小时抽搐1次,表现为双眼上翻,牙关紧咬,颜面口唇发绀,四肢僵直抖动,呼之不应,持续约2分钟缓解,缓解后入睡,醒后精神稍差,间隔4小时后再次如上抽搐1次,急来我院。T 39.0℃,急诊化验血常规:WBC $11.6×10^9/L$,NE 62%,LY 37%,HB 124g/L,PLT $193×10^9/L$,胸正位片:双肺纹理粗,右下肺可见少许斑片影,心影不大。

问题:

1.该患者初步诊断是什么?

2.该患者应采取哪些治疗措施?

3.抗惊厥药分为哪几类?

【思考题】

1.简述硫酸镁引起肌无力的作用机制?

2.简述药物的拮抗作用对临床用药有何意义?

(王利)

任务九
药物基础知识及处方

【目的】
1. 掌握处方的概念及规格。
2. 熟悉药物的分类和名称、处方开具的规则和注意事项、各种处方开具的要求。
3. 了解药物制剂与剂型、药品管理的基本知识。
4. 练习开具中、西药处方。
5. 培养学生自主获取知识的能力、探索科学的兴趣以及实事求是、严谨认真的科学态度。

一、药物的分类及名称

（一）药物的分类

药物根据来源不同可分为三类：天然药物，包括从植物、动物、矿物中提取的单体、发酵方法得到的抗生素、半合成天然药物和半合成抗生素，如奎尼丁、活性炭、青霉素等；化学合成药物，即通过化学合成方法得到的小分子有机或无机物，如喹诺酮类、磺胺类抗生素等；基因工程药，即利用DNA重组技术生产的药物，如胰岛素、疫苗等。

（二）药物的名称

药物的名称分为通用名、商品名、化学名及别名。

1. 通用名　是指中国药品通用名称（China approved drug names，CADN），由国家药典委员会按照《药品通用名称命名原则》组织制定并报国家卫生行政部门备案的药品的法定名称，是同一种成分或相同配方组成的药品在中国境内的通用名称，具有强制性和约束性。因此，凡上市流通的药品标签、说明书或包装上必须要用通用名称。其命名应当符合《药品通用名称命名原则》的规定，不可用作商标注册，如普萘洛尔（propranolol）。

2. 商品名（proprietary name）　是指药厂生产新药时，向政府管理部门申请许可证所用的专属名称。在一个通用名下，由于生产厂家的不同，可有多个商品名称。如心得安（inderal）为普萘洛尔的商品名，在学术刊物和著作中不能使用商品名。

3. 化学名（chemical name）　依据药物的化学组成按公认的命名法命名，如普萘洛尔的化学名称为1-异丙氨基-3-（1-萘氧基）-2-丙醇基。化学名很少被医护人员所采用。

4.别名(alias name) 有些药品还有习惯上的称谓,叫作别名。别名不受使用的约束和法律的保护。如对乙酰氨基酚又称扑热息痛,苯妥英钠又称大仑丁。

二、药物处方及医嘱

(一)处方

处方是指由注册的执业医师或执业助理医师(以下简称"医师")在诊疗活动中根据病情为患者开具的由药学专业技术人员审核、调配、核对,并作为患者用药凭据的医疗文书。处方直接关系到患者健康,所以必须严肃认真地开具处方和调配处方,以保证患者用药安全有效。处方还具有法律上的意义,一旦出现用药差错事故时,处方可作为法律凭证。我国《处方管理办法》已于2006年11月27日经原国家卫生部部务会议讨论通过,自2007年5月1日起施行。

1.处方的内容

(1)前记 包括医疗、预防、保健机构名称,处方编号,患者姓名,性别,年龄,门诊或住院病历号,科别或病室和床位号,临床诊断及开具日期等。可添加特殊要求的项目。麻醉药品和第一类精神药品处方还应当包括患者身份证号,代办人姓名及其身份证号。

(2)正文 以Rp.或R.(拉丁文Recipe"请取"的缩写)标示,分列药品名称、剂型、规格与数量、用法用量等。书写顺序依次为:每次用药剂量、给药途径、用药间隔。

(3)后记 医师签名或者加盖专用签章,药品金额以及审核、调配、核对、发药药师签名或者加盖专用签章。

2.处方颜色

(1)普通处方的印刷用纸为白色。

(2)急诊处方印刷用纸为淡黄色,右上角标注"急诊"。

(3)儿科处方印刷用纸为淡绿色,右上角标注"儿科"。

(4)麻醉药品和第一类精神药品处方印刷用纸为淡红色,右上角标注"麻、精一"。

(5)第二类精神药品处方印刷用纸为白色,右上角标注"精二"。

3.处方的开具规则及注意事项

(1)处方必须在专用的处方签上用钢笔或碳素笔书写,要求字迹清晰、剂量准确、内容完整。

(2)处方记载的患者一般项目应清晰、完整,并与病历记载相一致。年龄必须写实足年龄,婴幼儿写日、月龄。必要时,婴幼儿要注明体重。

(3)每张处方仅限一名患者的用药。

(4)处方一律用规范的中文或英文名称书写。医疗、预防、保健机构或医师、药师不得自行编制药品缩写名或用代号。处方中每一药占一行,制剂规格和数量写在药名后面,用药方法写在药名下面。书写药品名称、剂量、规格、用法、用量要准确规范,不得使用"遵医嘱""自用"等含糊不清字句。开具药物较多时,应按药物所起作用的主次顺序书写。

(5)西药和中成药可以分别开具处方,也可以开具一张处方,但中药饮片应当单独开具处方。每张处方不得超过5种药。

处方中药物的剂量常采用药典规定的常用量,一般不应超过极量,如因病情需要超过极量时,医生应在剂量旁边签字或加注"!",以示负责。

(6)处方中的药物剂量与数量一律用阿拉伯数字表示,并采用法定计量单位。重量以克(g)、毫克(mg)、微克(μg)、纳克(ng)为单位;容量以升(L)、毫升(mL)为单位;国际单位(IU)、单位(U)、中药饮片以克(g)为单位;片剂、丸剂、胶囊剂、冲剂分别以片、丸、粒、袋为单位;溶液剂以支、瓶为单位;软膏及霜剂以支、盒为单位;注射剂以支、瓶为单位,应注明含量。

(7)处方中的药物总量,一般以3日为宜,7日为限。门(急)诊患者开具的麻醉药品和第一类精神药品注射剂,每张处方为1次常用量;控缓释制剂每张处方不得超过7日常用量;其他剂型,每张处方不得超过3日常用量。二类精神药品,每张处方不超过7日常用量。住院患者的麻醉药品和第一类精神药品处方应当逐日开具,每张处方为1日常用量。为癌症疼痛患者和中、重度慢性疼痛患者开具的麻醉药品、第一类精神药品注射剂,每张处方不得超过3日常用量;控缓释制剂,每张处方不得超过15日常用量;其他剂型,每张处方不得超过7日常用量。有些省市规定开具麻醉药品一定用红色处方,以示区别,引起注意。对于某些慢性病、老年病或特殊情况,处方用量可适当延长,但医师必须注明理由。

(8)需立即取药者,一般用急诊处方签书写,若用普通处方,应在左上角写上"急"或"cito"字样,以便药师优先发药。

(9)处方字迹应当清楚,不得涂改。如有修改,必须在修改处签名及注明修改日期。

(10)开具处方后的空白处应画一斜线,以示处方完毕。

(二)医嘱

医嘱是医生拟订,由护理人员执行的治疗计划。其内容包括医嘱日期、时间、护理常规、护理级别、饮食种类、体位、药物的名称、剂量和用法、各种检查及治疗、医生和护士签名。医嘱又分为长期医嘱、临时医嘱、备用医嘱和停止医嘱4种。此处仅介绍医嘱中药物开具的基本格式。

1.开写格式 药名、剂型、每次剂量、给药次数、给药途径、时间、部位等

2.示例

处方1:

Rp:注射用青霉素钠盐 80万U×6支

用法:一次80万U,一日2次,肌注

处方2:

Rp:利福平胶囊 0.15 g×12粒

用法：一次 0.45~0.6 g，一日 1 次，清晨空腹顿服

（三）处方、医嘱常用外文缩写词与中文对照表

外文缩写词与中文对照见表 1-9-1。

表 1-9-1　处方、医嘱常用外文缩写词与中文对照

外文缩写词	中文	外文缩写词	中文
q.d.	每日 1 次	Aa	各
B.i.d.	每日 2 次	Ad	加至
T.i.d	每日 3 次	a.m.	上午
q.i.d	每日 4 次	p.m.	下午
q.h	每小时	a.c.	饭前
q.n.	每晚	p.c.	饭后
q.m.或 o.m.	每晨	h.s.	睡前
q.6h.	每 6 小时 1 次	p.r.n.	必要时
q.2d.	每二日 1 次	s.o.s.	需要时
p.o.或 o.s.	口服	stat！	立即
i.h.	皮下注射	cito！	急速地
pr.dos	顿服，一次量	Rp	请取
i.m.	肌内注射	co.	复方的
i.v.	静脉注射	sig.或 s.	用法
i.v.gtt	静脉滴注	lent！	慢慢的
i.p.	腹腔注射	U	单位
i.d.	皮内注射	I.U.	国际单位

三、药物制剂与剂型

制剂是按照国家颁布的药品规格、标准，将药物制成适合临床应用并符合一定质量标准的制品。剂型是指将药物加工制成适合患者需要的给药形式。常用剂型主要有以下几种。

1.液体制剂　是指药物分散在液体介质中组成的内服或外用的液态制剂。包括溶液剂、注射剂、乳剂、混悬剂、合剂、糖浆剂、洗剂、酊剂、滴眼剂等。

2.固体制剂　常用的固体剂型有散剂、颗粒剂、片剂、胶囊剂、滴丸剂、膜剂、海绵剂等。固体制剂的共同特点是与液体制剂相比，物理、化学稳定性好，生产制造成本较低，

服用与携带方便;药物在体内首先溶解后才能透过生物膜被吸收入血液循环中。

3.软体剂型　常用的软体剂型有软膏剂、栓剂、硬膏剂等,是由药物与基质混匀后,涂于纸、布或其他薄片上的硬质膏药,遇体温则软化而黏附在皮肤上,如伤湿止痛膏。

4.气雾剂　是指药物与适宜的抛射剂(液化气体或压缩空气)装于耐压密封容器中的液体制剂,当阀门打开后,借助气化的抛射剂的压力,将药液呈雾状定量或非定量的喷射出来。

5.新型制剂　包括缓(控)释制剂、定向制剂等。

四、药品的标识

1.批准文号　供医疗使用的药品必须要有国家药品行政管理部门批准生产的文号,这是药品生产、上市、使用的依据。现统一格式为"国药准(试)字+1位字母+8位数字":①"准"字代表国家批准正式生产的药品,"试"字代表国家批准试生产的药品;②1位字母,化学药品使用字母"H",中药使用字母"Z",保健药品使用字母"B",生物制品使用字母"S",进口分装药品使用字母"J",药用辅料使用字母"F",体外化学诊断试剂使用字母"T";③8位数字,第1、2位代表批准文号的来源,第3、4位表示批准某药生产之公元年号的后两位数字,第5、6、7、8位数字为顺序号。

2.批号　表示药品生产日期的一种编号,也是表示这批药品是同一次投料,同一生产工艺所生产的产品。通常以生产日期表示,国内多采用6位数表示,前2位表示年份,中间表示月份,最后两位表示日期,如211107表示2021年11月7日生产。如211107-3,后面"-3",一般表示厂内当日第3批次产品。

3.有效期　是指药品在规定的贮藏条件下质量能够符合规定要求的期限。其表示方法有三种。①直接标明有效期,以有效月份最后一天为到期日。如某药品有效日期为2021年9月表示药品在2021年9月30日前使用均有效。②直接表明失效期,国外进口药品有采用EXP,Date或Use before标明失效期,以表示有效期限。如某药标明EXP,Date:may 2021,则表示该药失效期为2021年5月,即有效使用时间为2021年4月30日。③标明有效年限,标明有效期几年,配合生产批号,判断有效期是何日。如某药品标明批号180207,有效期3年,则表示该药品可使用到2021年2月6日。新修订的《中华人民共和国药品管理法》明确规定,药品说明书未标明有效期、更改有效期或超过有效期的按劣药论处。

五、药品管理基本知识

(一)药典和药品管理法

药典(pharmacopoeia)是一个国家记载药品标准、规格的法典,一般由国家药品监督管理局主持编纂、颁布实施。其规定了药品标准,对药品质量监督管理、保障用药安全有效、维护人民健康起着重要作用。2020年版《中国药典》分为四部,一部中药收载2 711种;二部化学药收载2 712种;三部生物制品收载153种;四部收载通用技术要求:其中制剂通则 38 个、检测方法及其他通则 281 个、指导原则 42 个、药用辅料收载 335 种。《中国药典》作为我国保证药品质量的法典,在保持科学性、先进性、规范性和权威性的基础上,解决药品质量与安全的问题,提高药品标准质量控制水平,借鉴国际先进技术和经验,客观反映中国当前医药工业、临床用药及检验技术的水平。

为加强药品监督管理,保证药品质量,提高药品疗效,保障人民用药安全,2019 年 8 月 26 日,新修订的《中华人民共和国药品管理法》经十三届全国人大常委会第十二次会议表决通过,于 2019 年 12 月 1 日起施行。《中华人民共和国药品管理法》规定药品生产企业按照《药品生产质量管理规范》(Good Manufacture Practice,GMP)组织生产;医疗机构配置制剂时,必须持有《医疗机构制剂许可证》;药品经营企业必须遵循《药品经营质量管理规范》(Good Supplying Practice,GSP)。

(二)处方药与非处方药

按照药品的药理性质、临床应用范围及安全性等特性,将药品分为处方药和非处方药两类。处方药(prescription-only medicine,POM)是指"凭执业医师或执业助理医师处方才可在医院药房或药店调配、购买和使用的药品";非处方药(over-the-counter drugs,OTC)是指经过国家药品监督管理部门按一定原则遴选认定,不需凭执业医师或执业助理医师处方,消费者可自行购买和使用的药品。我国把实施药品分类管理作为实行医疗制度改革、促进药政管理与国际模式接轨的一项重要措施。

非处方药分为甲类非处方药和乙类非处方药。甲类 OTC 只能在具有《药品经营许可证》配备执业药师或药师以上技术人员的社会药店、医疗机构药房零售的非处方药。乙类 OTC 除了社会药店和医疗机构药房外,还可在经过批准的普通零售商品企业零售的非处方药。

(三)国家基本药物制度

根据我国的国情,按照科学标准,从临床各类药品中遴选出的安全有效、质量稳定、不良反应较少、价格合理、使用方便的药品。实施国家基本药物制度,提高群众获得基本药物的可及性,保证群众基本用药需求;维护群众的基本医疗卫生权益,促进社会公平公正;改变医疗机构医药补偿的运行机制,体现基本医疗卫生的公益性;规范药品生产流通使用行为,促进合理用药,减轻群众负担;保障基本药物的生产和供应,有效的指导临床合理用药,杜绝药品的滥用和浪费,为我国实行医疗保障制度和药品分类管理奠定基础。

六、特殊药品管理知识

根据《中华人民共和国药品管理法》规定,对于麻醉药品、精神药品、医疗用毒性药品、放射性药品、兴奋剂、含特殊药品复方制剂实行特殊管理,特殊药品管理既要保证医疗需要,又要防止产生社会危害。

(一)麻醉药品

麻醉药品是指对中枢神经系统有麻醉作用,连续用药后易产生生理依赖性和精神依赖性,能成瘾的药品、药用原植物或其他物质。根据《麻醉药品品种目录(2013年版)》,麻醉药品共121种。我国生产和使用的麻醉药品有22种,包括:可卡因、罂粟浓缩物(包括罂粟果提取物、提取物粉)、二氢埃托啡、地芬诺酯、芬太尼、氢可酮、氢吗啡酮、美沙酮、吗啡(包括吗啡阿托品注射剂)、阿片(包括复方樟脑酊、阿橘片)、羟考酮、哌替啶、瑞芬太尼、舒芬太尼、蒂巴因、可待因、右丙氧芬、双氢可待因、乙基吗啡、福尔可定、布桂嗪、罂粟壳。

(二)精神药品

精神药品是指直接作用于中枢神经系统,使之兴奋或抑制,连续使用后可产生依赖性的药品。根据精神药品使人体产生的依赖性和危害人体健康的程度,分为一类精神药品和二类精神药品。根据《精神药品品种目录(2013年版)》,精神药品共149种。我国生产和使用的一类精神药品有7种,包括:马吲哚、丁丙诺啡、三唑仑、司可巴比妥哌醋甲酯、氯胺酮、γ-羟丁酸。我国生产和使用的二类精神药品有27种,包括:巴比妥、异戊巴比妥、戊巴比妥、苯巴比妥、氯硝西泮、地西泮、氟西泮、劳拉西泮、硝西泮、奥沙西泮、阿普唑仑、艾司唑仑、咪达唑仑、甲丙氨酯、格鲁米特、喷他佐辛、匹莫林、吡唑坦、丁丙诺啡透皮贴剂、佐匹克隆(包括其盐、异构物和单方制剂)、布托啡诺及其注射剂、安纳咖、地佐辛及其注射剂、氨酚氢可酮片、扎来普隆、氯氮卓、曲马朵、咖啡因、麦角胺咖啡因片、含可待因复方口服液体制剂。

国家对麻醉药品和精神药品实行定点生产制度,定点生产企业只能将麻醉药品和第一类精神药品制剂销售给全国性批发企业、区域性批发企业及经批准购用的其他单位。定点生产经营企业销售麻醉药品和精神药品,禁止现金交易,麻醉药品和第一类精神药品不得零售。

医疗机构需要使用麻醉药品和第一类精神药品,应当经所在地区的市级卫生主管部门批准,取得《麻醉药品、第一类精神药品购用印鉴卡》。申请印鉴卡的必备条件:①具有经过麻醉药品和第一类精神药品培训的、专职从事麻醉药品和第一类精神药品管理的药学专业技术人员;②有获得麻醉药品和第一类精神药品处方资格的执业医师;③有保证麻醉药品和第一类精神药品安全储存的设施和管理制度。

医疗机构对本单位执业医师进行有关麻醉药品和精神药品使用知识的培训、考核,经考核合格的授予麻醉药品和第一类精神药品处方资格。执业医师取得麻醉药品和第一类精神药品的处方资格后,方可在本医疗机构开具麻醉药品和第一类精神药品处方,但不得为自己开具该种处方。具有麻醉药品和第一类精神药品处方资格的执业医师,根据临床应用指导原则,对确需使用麻醉药品或第一类精神药品的患者,应满足其合理用药需求。

(三)医疗用毒性药品

医疗用毒性药品(medicinal toxic drug)(简称毒性药品)是指毒性剧烈,治疗量与中毒剂量相近,使用不当会致人中毒和死亡的药品。分两类:①中药品种27种(包括原药材和饮片):砒石(红砒、白砒)、砒霜、水银、生马钱子、生川乌、生草乌、生白附子、生附子、生半夏、生南星、生巴豆、斑蝥、青娘子、红娘子、生甘遂、生狼毒、生藤黄、生千金子、生天仙子、闹羊花、雪上一枝蒿、白降丹、蟾酥、洋金花、红粉、轻粉、雄黄(指原药材和饮片,不包括中成药);②毒性化学药品种 13 种:去乙酰毛花苷 C、阿托品、洋地黄毒苷、氢溴酸后马托品、三氧化二砷、毛果芸香碱、升汞、水杨酸毒扁豆碱、氢溴酸东莨菪碱、亚砷酸钾、士的宁(以上药物均指原料药,不包含制剂)、亚砷酸注射剂、A 型肉毒毒素及其制剂。

医疗单位供应和调配毒性药品,应凭医生签名的正式处方;药品经营企业供应和调配毒性药品,应凭盖有医生所在的医疗单位公章的正式处方。每次处方剂量不得超过 2 日极量,调配处方时必须认真负责、计量准确、按医嘱注明要求,并由配方人员及具有药师以上技术职称的复核人员签名盖章后方可发出。对处方未注明"生用"的毒性中药品种,应当付炮制品。如发现处方有疑问时,须经原处方医生重新审定后再行调配。医疗用毒性药品的处方 1 次有效,取药后处方保存 2 年备查,医疗用毒性药品的生产记录保存 5 年备查。

(四)兴奋剂

我国公布的《2018 年兴奋剂目录》,将兴奋剂品种分为七大类,共计 323 个品种,包括:①刺激剂(含精神药品)72 个,包括苯丙胺、麻黄碱、咖啡因、士的宁等;②麻醉药品 14 个,包括吗啡、可待因、哌替啶等;③蛋白同化制剂(合成类固醇)84 个;④肽类激素 62 个,包括人生长激素、红细胞生长素、促性腺激素;⑤药品类易制毒化学品 3 个;⑥医疗用毒性药品 1 个;⑦其他(β 受体阻断剂、利尿剂等)87 个。

【知识拓展】

兴奋剂的滥用

兴奋剂的滥用在体育赛事中屡见不鲜。

滥用兴奋剂对于运动员身体的摧残是非常巨大的,轻则使运动员改变性别特征,罹患终生难以治愈的疾病,重则可以置人于死地。1908 年,意大利马拉松运动员因服用士的宁,在跑到终点后昏迷。1960 年,丹麦自行车运动员在公路自行车比赛时因服用兴奋剂突然死亡。美国百米飞人马里昂·琼斯 2010 年在美国联邦地方法院法庭上承认,自己服用类固醇药物,宣布退役,归还在悉尼奥运会上获得的三枚金牌和两枚铜牌,除此之外被追加两年的禁赛和 6 个月的牢狱之灾。到 20 世纪 60 年代法国死于服用兴奋剂的运动员达 30 多人;前苏联因服用兴奋剂而死亡的 59 名运动员中 19 名是金牌获得者;1972 年慕尼黑运动会,现代 5 项射击比赛中,前 17 名运动员有 13 名服用兴奋剂。

运动员服用兴奋剂对社会是一种愚昧、虚伪、谎言、欺诈。

正如前国际奥委会主席萨马兰奇所言:"服用兴奋剂首先是生理上的死亡,其次是肉体上的死亡,最后是道德上的死亡。"

【病例讨论】

患者,男,24 岁,车工。因工伤事故进行剖腹探查及肠切除吻合术,手术顺利。术前皮下注射吗啡 10 mg,术后又连续注射哌替啶 5 日,每日 100~200 mg。主任查房时发现镇痛药已应用6日,指示不可再用,并令拆线后尽快出院。出院后该患者仍有用药要求,当地医院又给该患者注射哌替啶,以上症状全部消失。此后,该患者为了能得到1支哌替啶,经常于每晚12时以后,出现于当地几个医院急诊室,从已很疲劳的医生那里骗取镇痛针,如此办法常能得逞。

问题:
1.本病例使用哌替啶有何不当?
2.哌替啶成瘾有哪些表现?
3.何谓麻醉药品?我国目前使用的麻醉药品规定有哪些?

【思考题】
1.简述处方的概念及规格。
2.简述医疗机构取得《麻醉药品、第一类精神药品购用印鉴卡》的审批机关。
3.简述我国公布的《2018年兴奋剂目录》中兴奋剂分类。
4.简述我国生产和使用的麻醉药品和第一类精神药品品种。

(王利)

项目二 神经系统药物

任务一 烟的毒性实验

一、导学部分

尼古丁

尼古丁(Nicotine),俗名烟碱,是一种有机化合物,化学式 $C_{10}H_{14}N_2$,有剧毒,是一种存在于茄科植物(茄属)中的生物碱,也是烟草的重要成分,脂溶性极强,还是 N-胆碱受体激动药的代表,对 N_1 和 N_2 受体及中枢神经系统均有作用,无临床应用价值。

尼古丁会使人上瘾或产生依赖性,重复使用尼古丁可增加心率和升高血压并降低食欲。大剂量的尼古丁会引起恶心以及呕吐,严重时人会死亡。烟草中通常会含有尼古丁。电子烟也含有传统烟草的有害物质尼古丁。

【药理作用】

尼古丁会刺激交感神经,通过刺激内脏神经影响肾上腺髓质,释放肾上腺素。副交感神经节前纤维释放乙酰胆碱,作用在烟碱酸乙酰胆碱接收器上,使之释放肾上腺素和去甲肾上腺素至血液中。

尼古丁与肾上腺髓质的烟碱受体结合后,会增加血液中肾上腺素的含量。通过与接收器结合,尼古丁使细胞去极化,钙离子内流促使神经细胞以胞泌作用的方式释出肾上腺素和去甲肾上腺素至血液中,导致心跳加快,血压升高,呼吸加快,并促进高血压、中风等心血管疾病的发生。可替宁是尼古丁代谢的副产物,可在血液中存留 48 小时,可作为检验一个人是否吸烟的指标。

尼古丁可与尼古丁乙酰胆碱受体结合,增加神经传递物的量,脑中的多巴胺增加,尼古丁实际上制造了大脑空虚感,通过吸烟等方式提高浓度后,缓解了尼古丁快速代谢所带来的空虚,给人造成吸烟可以给人自信,让人放松等虚假的幻觉,最后可能会因吸烟而成瘾。

烟草燃烧产生的烟中包含了单胺氧化酶抑制剂(Monoamine oxidase inhibitor),可抑制单胺氧化酶分解单胺类神经递质,如多巴胺、去甲肾上腺素和 5-HT 等。

尼古丁属高毒类物质,经口大鼠尼古丁的 LD_{50} 为 50 mg/kg,小鼠尼古丁的 LD_{50} 为 3.3 mg/kg。一支香烟所含的尼古丁可毒死一只小白鼠,20 支香烟中的尼古丁可毒死一头牛。如果人一次大量吸食尼古丁(50~70 mg,相当于 40~60 支香烟的尼古丁的含量)

那么有可能致人死亡。如果将一支雪茄烟或三支香烟的尼古丁注入人的静脉内 3~5 分钟即可死亡。烟草不但对高等动物有害,对低等动物也有害,因此也是农业杀虫剂的主要成分。

2013 年 4 月,美国研究人员公布的一项研究结果显示,尼古丁能够阻碍紫杉醇等化疗药物杀死肺癌细胞,这项研究结果或许有助于解释为何吸烟的肺癌患者治疗起来难度很大。

【知识拓展】

香烟的危害

吸烟危害健康已是众所周知的事实。

不同的香烟点燃时所释放的化学物质有所不同,但主要为焦油和一氧化碳等化学物质。香烟点燃后大致产生 6 类对人体有害的物质:①醛类、氮化物、烯烃类,这些物质对呼吸道黏膜有刺激作用;②尼古丁类,可刺激交感神经,引起血管内膜损伤;③胺类、氰化物和重金属,对细胞产生毒性作用;④苯并芘、砷、镉、甲基肼、氨基酚、其他放射性物质,这些物质均有致癌作用;⑤酚类化合物和甲醛等,这些物质具有加速癌变的作用;⑥一氧化碳能降低红细胞将氧输送到全身的能力。

一个每天吸 15 到 20 支香烟的人,其患肺癌、口腔癌或喉癌致死的概率是不吸烟者的 14 倍,其患食道癌致死的概率是不吸烟者的 4 倍,死于膀胱癌和心脏病的概率要大两倍。吸烟是导致慢性支气管炎和肺气肿的主要原因,而慢性肺部疾病本身也增加了患肺炎及心脏病的危险,并且吸烟也增加了患高血压的危险。

仅仅戒烟一天,戒烟给心脏、血压和血液系统带来的益处便会显现出来。

戒烟 1 年,冠心病的超额危险性比继续吸烟者下降一半。

戒烟 5~15 年,中风的危险性降到从不吸烟者水平。

戒烟 10 年,患肺癌的危险性比继续吸烟者降低一半。患口腔癌、喉癌、食管癌、膀胱癌、肾癌、胰腺癌、胃溃疡的危险性也降低。

戒烟 15 年,患冠心病的危险与从不吸烟者相似。死亡的总体危险度恢复到从不吸烟者水平。因此,任何时间戒烟都不算迟,而且最好在出现严重健康损害之前戒烟。

二、实验部分

【目的】

1. 掌握烟对小鼠的毒性。
2. 熟悉香烟的毒理学知识。
3. 了解香烟对人体的危害。
4. 观察小鼠注射烟浸液后活动情况和精神状态的变化。

5.培养学生积极宣传香烟对人体的危害、提倡全民戒烟的意识和分析问题、思考问题、及时解决问题的能力。

【原理】

烟叶中含烟碱、焦油等有害物质,其中烟碱是主要成分,毒性作用很广泛,即作用于$N_1(N_N)$受体,也作用于$N_2(N_M)$受体,此外尚可作用于中枢神经系统,而且有小剂量激动、大剂量阻断N受体的双相作用。烟碱为烟草制品所含毒物之一,在吸烟的毒理中有十分重要的意义。

【对象】

小白鼠(体重20 g左右)。

【材料】

1.器材 1 mL注射器、玻璃钟罩、镊子。

2.药品 烟浸液、生理盐水。

【步骤】

1.取体重相近的小白鼠2只,分别称重,标记(1、2号),观察一般活动情况及精神状态等。

2.给1号小白鼠腹腔注射烟浸液0.1 mL/10 g,给2号小白鼠腹腔注射生理盐水0.1 mL/10 g作对照。

3.用钟罩罩住小白鼠,观察各小白鼠的活动及精神状态的变化,并记录到表2-1-1中。

【结果】

表2-1-1 烟的毒性实验

小白鼠号	所用药物	活动情况	精神状态
1号			
2号			

【注意事项】

1.注药后立即观察症状,超过5分钟症状不明显。

2.记录实验结果并对实验结果进行分析讨论。

【病例讨论】

患者,男,62岁,左下肢严重疼痛。查体:严重的腹部大动脉堵塞及左下肢主干血管堵塞。吸烟史长达50多年,5年前患者出现了严重的下肢疼痛,经医生诊断,该患者是由于双下肢的动脉血管及腹腔的大血管出现了严重的动脉硬化及动脉堵塞而导致的下肢疼痛,因为他右下肢的动脉堵塞的太严重,不得不在当地医院做了右下肢的截肢手术。手术后仍然继续每天吸烟,同时还没有进行规范的药物治疗。

问题:

1.什么原因导致如此严重的动脉堵塞呢?

2.动脉堵塞主要有哪些表现呢?

3.要想避免此类疾病的发生,怎样做好预防工作?

【思考题】

就本次实验谈谈吸烟的危害。

(胡春霞)

任务二
有机磷酸酯类农药中毒及其解救

一、导学部分

阿托品

阿托品是一种抗胆碱药,化学式是 $C_{17}H_{23}NO_3$,为 M 受体阻断药。阿托品是从颠茄、曼陀罗或莨菪等茄科植物提取的消旋莨菪碱,其硫酸盐为无色结晶或白色粉末,易溶于水,易从胃肠道及其他黏膜吸收,也可从眼或少量从皮肤吸收。可迅速分布于全身组织,可透过血-脑屏障,也能通过胎盘屏障,包括乳汁在内的各分泌物中都有微量出现。

【药理作用】

阿托品是非选择性 M 受体阻断药,作用广泛。

1.抑制腺体分泌　对汗腺和唾液腺作用最强,小剂量就能使其分泌减少,可以导致口干、皮肤干燥。同时,泪腺及呼吸道腺体分泌也明显减少,可使眼睛干涩等;较大剂量也减少胃液分泌,对胃酸浓度影响较小。

2.对眼的作用　局部给药、全身给药均可出现。

(1)扩瞳:阿托品能阻断瞳孔括约肌上的 M 受体,致瞳孔括约肌松弛,使去甲肾上腺素能神经支配的瞳孔扩大肌功能占优势,瞳孔扩大。

(2)升高眼内压:由于瞳孔扩大,使虹膜退向四周外缘,前房角间隙变窄,阻碍房水回流入巩膜静脉窦,引起眼内压增高。因此青光眼患者禁用阿托品。

(3)调节麻痹:阿托品能阻断睫状肌上的 M 受体,使睫状肌松弛而退向外缘,悬韧带拉紧,晶状体变为扁平,屈光度降低,不能将近物清晰地成像于视网膜上,而造成视近物模糊不清,只适合看远物。这种不能调节视力的作用,称为调节麻痹。

3.解除肠胃和支气管等平滑肌痉挛　对处于痉挛状态的平滑肌作用明显。

4.对心血管作用　对心血管系统有多方面的作用。

(1)加快心率:治疗量阿托品(0.4~0.6 mg)可使部分患者心率短暂性轻度减慢。这种心率减慢不伴随血压与心输出量的变化。较大剂量的阿托品通过阻断窦房结 M_2 受体而解除了迷走神经对心脏的抑制作用,可引起心率加快。心率加快的程度取决于迷走神经张力,因此迷走神经张力高的青壮年,心率加快明显。

(2) 加速房室传导:阿托品可拮抗迷走神经过度兴奋所致的房室传导阻滞和心律失常。

(3) 扩张血管:较大剂量阿托品可引起皮肤血管扩张,出现皮肤潮红、温热,尤其以面颈部皮肤更明显。

5. 兴奋中枢　较大剂量(1~2 mg)能兴奋延髓呼吸中枢;更大剂量(3~5 mg)可兴奋大脑皮质,出现烦躁不安等反应;中毒量(10 mg 以上)可产生幻觉、定向障碍、运动失调和惊厥,严重时由兴奋转为抑制,可发生昏迷与呼吸麻痹,最后死于循环与呼吸衰竭。

【临床应用】

1. 内脏绞痛　阿托品对胃肠绞痛及膀胱刺激症状疗效较好,对胆绞痛和肾绞痛可以和哌替啶合用。

2. 抑制腺体分泌　用于全身麻醉前给药,以减少呼吸道腺体及唾液腺分泌,防止分泌物阻塞呼吸道及吸入性肺炎。也可用于治疗严重的盗汗和流涎症。

3. 眼科

(1) 虹膜睫状体炎:阿托品滴眼液与毛果芸香碱滴眼液交替使用,预防虹膜与晶状体的粘连。

(2) 验光、眼底检查:眼内滴用阿托品可使睫状肌松弛,具有调节麻痹作用,此时由于晶状体固定,可准确测定晶状体的屈光度。也可利用其扩瞳作用检查眼底。

4. 缓慢型心律失常　阿托品用于治疗迷走神经过度兴奋所致的窦性心动过缓、窦房阻滞、房室传导阻滞等缓慢型心律失常。

5. 抗休克　对暴发型流行性脑脊髓膜炎、中毒性痢疾、中毒性肺炎等所致的感染性休克患者,可用大剂量阿托品治疗,能解除血管痉挛,舒张外周血管,改善微循环。若休克伴有高热或心率过快者,不宜使用阿托品。

6. 解救有机磷酸酯类中毒　阿托品可以迅速、有效地缓解有机磷酸酯类中毒的 M 样症状,是特效的对症治疗药物。

【不良反应】

常见的不良反应有口干、视近物模糊、畏光、心悸、皮肤干燥潮红、排尿困难和体温升高等;过量中毒时除上述外周症状加重外,还可出现中枢的表现,如焦虑、失眠、不安、幻觉、谵妄、躁狂甚至惊厥等以兴奋为主的症状;严重中毒者由兴奋转为抑制,出现昏迷及呼吸麻痹。

【注意事项】

青光眼、前列腺肥大患者禁用。老年人、妊娠期、哺乳期妇女等慎用。

胆碱酯酶复活药

胆碱酯酶(AChE)复活药是一类能使被有机磷酸酯类抑制的胆碱酯酶恢复活性的药物。目前常用的药物有氯解磷定和碘解磷定等。

氯解磷定

氯解磷定(pralidoxime chloride,PAM-CL)溶解度较大,水溶液较稳定,使用方便,可以肌内注射或静脉给药。

【药理作用】

1.恢复胆碱酯酶的活性　与磷酰化胆碱酯酶结合成复合物,复合物再裂解形成磷酰化氯解磷定,使胆碱酯酶游离而恢复活性。

2.直接解毒作用　直接与体内游离的有机磷酸酯类结合,形成无毒的磷酰化氯解磷定,可以从尿中排出,从而阻止有机磷酸酯类继续与胆碱酯酶结合抑制胆碱酯酶的活性。

【临床应用】

氯解磷定可用于各种急性有机磷酸酯类中毒,能迅速解除N样症状,对骨骼肌痉挛的抑制作用最为明显,能迅速消除肌束颤动;对中枢神经系统的中毒症状也有一定改善作用;但对M样症状效果差,故应与阿托品同时应用。氯解磷定应尽早给药,首剂足量,重复应用,直至各种中毒症状消失、病情稳定48小时后停药。

【不良反应与注意事项】

治疗剂量的氯解磷定毒性较小,肌内注射时局部有轻微疼痛;静脉注射过快(>500 mg/min)可出现头痛、乏力、眩晕、视物模糊、恶心及心动过速等;剂量过大(8 g/24 h)也可抑制胆碱酯酶活性,引起神经-肌肉传导阻滞,严重者可呈现癫痫样发作、抽搐及呼吸抑制等。

【知识拓展】

有机磷酸酯类农药种类与中毒急救

有机磷农药属有机磷酸酯类化合物,是当今生产和使用最多的杀虫剂。品种达上百种,大多属剧毒或高毒类,对人类的毒性较大。它的种类较多,包括甲拌磷、内吸磷、对硫磷、特普、敌百虫、乐果、马拉硫磷、甲基对硫磷、二甲硫吸磷、敌敌畏、甲基内吸磷、氧化乐果、久效磷等。有机磷杀虫药经皮肤、消化道、呼吸道吸收后,很快分布全身各脏器,以肝中浓度最高,肌肉和脑中最少。其通过亲电子性磷与胆碱酯酶结合,抑制胆碱酯酶活性,使胆碱酯酶失去分解乙酰胆碱的能力,从而在效应部位蓄积,产生胆碱能神经过度兴奋的表现,出现相应的症状。有机磷酸酯类农药易挥发,酸性环境下稳定,遇碱易分解。

急性有机磷酸酯类中毒在临床中毒患者中极为常见,一般由于患者误食、轻生等原因引起,发病时病情凶险危急、进展快、病死率高,严重危害患者生命。部分患者是因为心理疾病而产生轻生念头,自服农药而中毒,该类患者中毒程度相对较深,治疗也比较困难。根据有机磷中毒病理特征可见,有效改善患者体内胆碱酯酶的环境、减少乙酰胆碱的含量,对于抢救和治疗有机磷酸酯中毒患者具有重要意义。一般情况下,临床对于中毒患者先采用胃内冲洗和诱导呕吐的方法,使其尽可能的将有毒物质吐净,这样可以减轻毒性对患者机体的进一步损伤,为体内提供一个初步良好的治疗环境,然后利用胆碱酯酶复活剂以及抗胆碱类药物进行用药治疗,以期达到抢救和挽救生命的效果。急救措施主要有以几种方法。

1.脱离现场　迅速将患者抬移出现场,并脱去被污染的衣帽、鞋袜等。

2.冲洗　用微温水或肥皂水充分冲洗污染的皮肤、头面部等,并保暖。

3.洗眼　眼睛用生理盐水冲洗,禁用热水或酒精冲洗,以免血管扩张增加毒物的吸收。

4.催吐　患者不能配合者,不用此法。

5.洗胃　洗胃对口服中毒者尤为重要。有条件时可用2%碳酸氢钠溶液洗胃,敌百虫中毒禁用此药洗胃。

6.导泻　可用硫酸钠20 g口服后再喝1 000 mL水。忌用硫酸镁导泻,以免加重抑制呼吸中枢。

7.饮食　在洗胃、催吐之日禁食,以后可以流质饮食,逐渐吃普食。

二、实验部分

【目的】

1.掌握有机磷酸酯类中毒的症状、中毒机制及抢救原则。

2.熟悉阿托品及氯解磷定(PAM-CL)的解毒作用及抢救方法。

3.了解家兔有机磷酸酯类中毒模型的建立方法。

4.观察并详细记录家兔有机磷酸酯类中毒的症状,观察阿托品、氯解磷定对家兔有机磷酸酯类中毒的解救作用。

5.培养学生利用所学知识积极应对突发事件的能力和团队合作、科学严谨、沉着冷静的态度。

【原理】

有机磷酸酯类与胆碱酯酶结合,形成磷酰化胆碱酯酶,失去水解乙酰胆碱的能力,乙酰胆碱大量堆积,激动M、N受体,出现一系列症状。

阿托品阻断M受体缓解M样症状;氯解磷定使磷酰化胆碱酯酶恢复活性,重新水解乙酰胆碱。

【对象】

家兔。

【材料】

1.器材　体重秤、5 mL 注射器、三角尺、听诊器、酒精棉球、干棉球、剪刀、镊子。

2.药品　敌敌畏、0.1%阿托品溶液、2.5%氯解磷定溶液。

【步骤】

1.取家兔 1 只,观察其心率、呼吸、唾液、瞳孔大小、精神状态及其有无肌肉颤动等情况,并记录到表 2-2-1。

2.用蘸有敌敌畏溶液的棉签擦拭家兔耳根背部皮肤(一元硬币大小),擦红为止。

3.观察动物上述指标的变化,并记录到表 2-2-1。

4.当中毒症状明显时,立即抢救。①清洗擦药部位的皮肤;②耳缘静脉注射 0.1%阿托品溶液 4 mL;2.5%PAM-CL 溶液 3 mL,观察比较中毒症状消失情况并记录到表 2-2-1;③30 分钟后再次肌内注射 0.1%阿托品 2 mL,维持阿托品化。

【结果】

表 2-2-1　有机磷酸酯类农药中毒及解救

	正常时	中毒时	抢救时
瞳孔(mm)			
呼吸(次/分)			
心率(次/分)			
唾液腺分泌			
肌肉活动			
精神状态			

【注意事项】

1.敌敌畏溶液可以通过皮肤吸收,如果手接触后应立即终止与敌敌畏接触,用生理盐水彻底进行清洗,包括去除沾染敌敌畏的衣物。如果条件允许可以考虑用碱性(肥皂)水进行清洗,效果可能会更好。

2.家兔有机磷酸酯类农药中毒表现:M 样症状,周身出汗、瞳孔缩小、流涎、大小便失禁等症状;N 样症状,肌肉震颤、抽搐等;中枢症状,表现为先兴奋、不安,继而出现惊厥,后可转为抑制出现意识模糊等。

3.记录实验结果并对实验结果进行分析讨论。

【病例讨论】

患者,女,35岁。1小时前自服敌敌畏200 mL,之后家属发现后催吐1次。查体:血压:130/70 mmHg,脉搏60次/分,流涎,口吐白沫,对光反应迟钝,双肺可闻及湿啰音,心律齐,无杂音,全身皮肤潮湿。

初步诊断:急性有机磷中毒。

处置:洗胃,急查血常规、血清胆碱酯酶活性、电解质等相关检查项目。

实验室检查:血清胆碱酯酶307 U/L,钾离子2.47 mmol/L,白细胞$10.99×10^9$/L,淋巴细胞$4.12×10^9$/L,红细胞$5.44×10^{12}$/l,血小板$394×10^9$/L,谷丙转氨酶83 U/L,葡萄糖10.73 mmol/L,肌酸激酶同工酶43 U/L,凝血未见异常。

医嘱:阿托品注射液一次2 mg,静脉注射,直至阿托品化,之后使用维持量;氯解磷定一次1 000 mg,肌注,每30分钟1次,连用4次,之后每2小时肌注1次,并根据胆碱酯酶活性调整用量。纠正水、电解质、酸碱平衡及心律失常,控制感染、保护重要器官及营养支持等综合治疗。

问题:
1.有机磷中毒的症状有哪些?
2.何为阿托品化?为什么要达到阿托品化?
3.在有机磷农药中毒的解救中为何选用阿托品和氯解磷定合用?

【思考题】

1.阿托品的药理作用有哪些?
2.阿托品的临床应用有哪些?

(胡春霞)

任务三 普萘洛尔的抗缺氧作用

一、导学部分

普萘洛尔

普萘洛尔(Propranolol,又称心得安),为非选择性 β_1 与 β_2 肾上腺素受体阻断药,竞争性地阻断去甲肾上腺素能神经递质或肾上腺素受体激动药与 β 受体结合,拮抗其 β 型拟肾上腺素作用。与激动药呈典型的竞争性拮抗。

【药理作用】

β 受体阻断作用。

1. 心血管系统 对心脏的抑制作用明显,主要表现为心率减慢,心肌收缩力减弱,心排血量减少,心肌耗氧量下降,血压稍有下降。对高血压患者具有明显的降压作用。还可以延缓房室传导,明显延长房室结的 ERP(有效不应期),在运动及情绪激动时作用明显。同时因其对血管 β_2 受体的阻断作用,引起血管收缩,外周阻力增加,可使肝、肾、骨骼肌、冠状血管血流量减少。

2. 支气管平滑肌 阻断支气管平滑肌 β_2 受体,使支气管平滑肌收缩,呼吸道阻力增加,支气管哮喘或慢性阻塞性肺疾病患者会诱发或加重哮喘。

3. 代谢 可影响因交感神经兴奋所致的脂肪分解、糖原分解,对血糖、血脂正常的影响较小。甲状腺功能亢进时,可以抑制外周 T_4 脱碘转变为 T_3,同时可有效控制甲亢所致的交感神经兴奋症状,如心率加快、心肌收缩力增强等。可以通过阻断肾小球旁器细胞的 β_1 受体而达到抑制肾素的释放,肾素释放减少,可以减少血管紧张素原转化为血管紧张素 I,从而减少血管紧张素 I 转化为血管紧张素 II,使 AT_1 受体激动减少,血压降低。

【临床应用】

常用于心绞痛、高血压、嗜铬细胞瘤(手术前准备)等。治疗心绞痛时,常与硝酸酯类药物合用,可提高疗效,并互相抵消其不良反应。对高血压有一定疗效,不易引起体位性低血压为其特点。

1. 心律失常　用于治疗多种原因所致的快速性心律失常,主要用于室上性心律失常。对交感神经兴奋过高、甲状腺功能亢进、嗜铬细胞瘤等引起的心动过速可作为首选。但室性心动过速宜慎用。

2. 心绞痛和心肌梗死　对伴有高血压及快速性心律失常的稳定性心绞痛患者效果更佳。对近期有心肌梗死症状的患者,使用本药后可以降低发病率,缩小梗死范围,减少病死率。

3. 高血压　适用于交感神经张力较高的高血压,对有心输出量高、肾素水平偏高或伴有心绞痛、快速型心律失常、甲亢、脑血管病变(有偏头痛)的高血压患者更适用。

4. 充血性心力衰竭　用于扩张型心肌病及缺血性充血性心力衰竭(CHF),长期应用可阻止临床症状恶化,改善心功能,降低猝死及心律失常的发生率。

5. 辅助治疗甲状腺功能亢进症　用于改善甲亢所致的交感神经兴奋的症状,如心率加快、心肌收缩力增强等。

【不良反应】

1. 一般不良反应　有恶心、呕吐、胃肠不适、食欲缺乏、头晕、头痛、口干、皮疹等。

2. 心脏抑制　由于对心脏 β_1 受体的阻断作用,可引起心脏抑制,尤其是心功能不全、窦性心动过缓和房室传导阻滞等患者,由于患者的心脏活动过程中交感神经占优势,所以对药物的敏感性提高,会加重病情,甚至引起严重心功能不全、肺水肿、房室传导完全阻滞以致心搏骤停等严重后果。

3. 诱发或加重支气管哮喘　由于对支气管平滑肌 β_2 受体的阻断作用,使支气管平滑肌收缩,呼吸道阻力增加,诱发或加重哮喘。

4. 外周血管收缩和痉挛　对血管平滑肌 β_2 受体的阻断,可以使外周血管收缩和痉挛,导致四肢发冷、皮肤苍白或发绀,出现雷诺症状或间歇破行,甚至可能引起脚趾溃烂和坏死。

5. 反跳现象　长期应用 β 受体阻断药突然停药,可引起原来疾病加重,与 β 受体向上调节有关。

【注意事项】

少数人可出现低血糖及加强降糖药的降血糖作用,掩盖低血糖时的出汗、心悸等症状而出现严重后果,使用本类药物的糖尿病患者应当注意。严重心功能不全、窦性心动过缓、重度房室传导阻滞和支气管哮喘等患者禁用。心肌梗死、肝功能不全者应慎用。长期用药者不宜突然停药,须逐渐减量停药,否则会出现反跳现象。

【知识拓展】

普萘洛尔与婴幼儿血管瘤

普萘洛尔是治疗婴幼儿血管瘤的一线药物，其有效性和安全性已经得到证实，该药副作用轻微。该治疗源于法国 Bordeaux 儿童医院 Léauté-Labrèze 等医生的偶然发现，最早的报道发表于 2008 年 6 月世界权威医学杂志《新英格兰医学杂志，NEJM》，同时也在波士顿举行的国际血管瘤与脉管性疾病研究学会(ISSVA)大会上发布，堪称是血管瘤治疗历史上最重大的发现之一。用药前体检：心电图、心脏彩超、生化全套、血常规检查。排除心律失常、重度传导阻滞、先天性心脏病等疾患；排除气管炎、肺炎、哮喘。

普萘洛尔用于治疗婴幼儿血管瘤，可以使瘤体得以改善，提升治愈率。该药副作用轻微，患者耐受性良好，但需注意监测血压、心率、血糖。

普萘洛尔的作用机制可能与其具有收缩血管作用有关，由于血管收缩，血流减少，从而使得局部毛细血管供血量减少引起血管瘤缩小；另外，普萘洛尔还可阻断血管内皮细胞周期，抑制了血管的新生；诱导血管内皮细胞的凋亡，使血管萎缩、消失，瘤体逐渐缩小。

二、实验部分

【目的】

1. 掌握普萘洛尔的抗缺氧作用。
2. 熟悉普萘洛尔抗缺氧的作用机制。
3. 了解机体缺氧的表现。
4. 观察小白鼠的缺氧表现并能够详细记录。
5. 培养学生的观察能力和分析问题、解决问题的能力。

【原理】

普萘洛尔可以阻断心脏 β_1 受体，使心率减慢，传导减慢，心肌收缩力减弱，心输出量减少，从而降低心肌耗氧量。

【对象】

小白鼠(体重 25 g 左右)。

【材料】

1. 器材　1 mL 注射器、玻璃钟罩、镊子、125 mL 广口瓶、7 号胶塞。
2. 药品　钠石灰、凡士林、0.1%普萘洛尔溶液、5%尼可刹米溶液、生理盐水。

【步骤】

1.取小白鼠2只,称重、记号(1、2号)。

2.给1号鼠腹腔注射0.1%普萘洛尔溶液0.2 mL/10 g。给2号鼠腹腔注射生理盐水0.2 mL/10 g。

3.给药15分钟后,将1号、2号小鼠分别放在2个广口瓶中,用胶塞密闭,并记录封口时间。随后观察并记录小鼠活动变化及呼吸停止时间,计算各小鼠存活时间,将结果记录于表2-3-1中。

【结果】

表2-3-1 普萘洛尔的抗缺氧作用

小白鼠号	预处理药物	存活时间
1号		
2号		

【注意事项】

1.小白鼠缺氧表现:呼吸运动的变化规律(呼吸频率和深度)、小白鼠的存活时间等。

2.记录实验结果并对实验结果进行分析讨论。

【病例讨论】

患者,男,43岁,工人。因甲状腺功能亢进而住院。检查:甲状腺肿大,眼球突出,P 135次/分。心电图显示窦性心动过速,给予普萘洛尔治疗,患者用药后出现呼吸困难、喘息,不能平卧。

问题:

1.患者用药后为什么会出现哮喘?

2.普萘洛尔的不良反应有哪些?

【思考题】

1.简述β受体阻断药的临床应用及注意事项。

2.何谓反跳现象?

(胡春霞)

任务四
苯巴比妥钠的抗惊厥作用

一、导学部分

巴比妥类药物

巴比妥类药物是巴比妥酸的衍生物。巴比妥酸本身并无中枢抑制作用,用不同基团取代 C_5 上的两个氢原子后,可获得一系列中枢抑制药。这些药产生中枢抑制强弱不等的镇静催眠作用。若巴比妥酸 C_5 上的其中一个氢原子被苯基取代(如苯巴比妥,Phenobarbital,又称鲁米那,luminal),则具有较强的抗惊厥、抗癫痫作用。

临床将此类药物可分为四类:①长效类,如苯巴比妥、巴比妥;②中效类,如异戊巴比妥;③短效类,如司可巴比妥、海索巴比妥;④超短效类,如硫喷妥钠等。

【药理作用与临床应用】

巴比妥类药物对中枢神经系统有普遍性抑制作用。随着剂量的增加,其中枢抑制作用由弱变强,表现为镇静、催眠、抗惊厥及抗癫痫、麻醉等作用。大剂量对心血管系统也有抑制作用。10 倍催眠量可引起呼吸中枢麻痹而致死。由于安全性差,易发生依赖性,目前在临床上主要用于抗惊厥、抗癫痫和麻醉。

1.镇静催眠　小剂量巴比妥类药物可起到镇静作用,可缓解焦虑、烦躁不安状态。中等剂量可以催眠,即缩短入睡时间,减少觉醒次数和延长睡眠时间。巴比妥类药物品种不同,起效时间和持续时间不同。巴比妥类药物可改变正常睡眠模式,缩短快动眼睡眠(REMS),引起非生理性睡眠。久用停药后,可"反跳性"地显著延长快动眼睡眠(REMS)时相,伴有多梦,引起睡眠障碍。因此,巴比妥类越来越少用于镇静催眠。

巴比妥类药物在非麻醉剂量时主要抑制多突触反应。减弱易化,增强抑制,与其激活 γ-氨基丁酸($GABA_A$)A 受体有关。在没有 GABA 时,巴比妥类能模拟 GABA 的作用,增加 Cl^- 的通透性,使细胞膜超极化。与 BZ 药物增加 Cl^- 通道的开放频率不同,巴比妥类主要延长 Cl^- 通道的开放时间。此外,巴比妥类还可减弱或阻断谷氨酸作用于相应的受体后去极化导致的兴奋性反应,引起中枢抑制作用。

2.抗惊厥　苯巴比妥有较强的抗惊厥及抗癫痫作用。临床用于癫痫大发作和癫痫持续状态的治疗。也可用于小儿高热、破伤风、子痫、脑炎及中枢兴奋药中毒引起的惊厥。

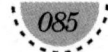

3.麻醉及麻醉前给药 用于麻醉或缓解患者术前紧张情绪。硫喷妥钠可用作静脉麻醉。

4.增强中枢抑制药的作用。

【不良反应】

催眠剂量的巴比妥类可致眩晕、困倦,精细运动不协调,偶可引起剥脱性皮炎等严重过敏反应。其肝药酶诱导作用可加速其他药物的代谢,影响药效。长期连续服用巴比妥类药物,特别是苯巴比妥,可使肝脏药物代谢酶活性增高,使患者产生对该药的精神依赖性和躯体依赖性。成瘾后停药,出现戒断症状,表现为激动、失眠、焦虑,甚至惊厥。此外,巴比妥类也会加速洋地黄类药物、苯妥英钠、口服抗凝药、三环类抗抑郁药和甾体激素的代谢。

【注意事项】

严重肺功能不全和颅脑损伤所致呼吸抑制者、支气管哮喘、过敏、未控制的糖尿病等患者禁用。妊娠和哺乳期、低血压、甲状腺功能低下、发热、贫血、出血性休克及老年精神病患者慎用。

尼可刹米

尼可刹米(nikethamide,可拉明)又名烟酸二乙胺。

【药理作用】

尼可刹米(烟酸二乙胺)能直接兴奋延髓呼吸中枢,使呼吸加深加快。也可通过刺激颈动脉窦和主动脉体的化学感受器,反射性地兴奋呼吸中枢,并提高呼吸中枢对二氧化碳的敏感性。对大脑皮质、血管运动中枢及脊髓也有较弱的兴奋作用,对其他器官则无直接兴奋作用,剂量过大可引起惊厥。烟酸二乙胺具有作用温和、安全范围广、毒性较小的特点。

【临床应用】

可用于各种原因引起的中枢性呼吸抑制,其中对吗啡类药物中毒所致呼吸抑制效果最好,对吸入全麻药中毒次之,对巴比妥药物中毒效果最差。对肺心病引起的呼吸衰竭有效。用于各种原因引起的慢性阻塞性肺病并伴有高碳酸血症等。

【不良反应与注意事项】

可引起多汗、恶心、呕吐、打喷嚏、呛咳、面部潮红、全身瘙痒、皮疹等,大剂量时可引起心悸、血压升高、脉搏加快、心律失常、震颤及肌肉僵直。严重者可致惊厥,应及时停药。惊厥时可立刻注射苯二氮䓬类或小剂量硫喷妥钠控制。

【知识拓展】

巴比妥酸盐与注射死刑

硫喷妥钠是一种起效极快的巴比妥酸盐,经常用于麻醉。一般的麻醉用量是 3~5 mg/kg 体重。正常剂量能让意识在 35~40 秒内丧失,而 5 g(正常剂量的 14 倍)很有可能在 10 秒内让人失去知觉。

注射死刑指注射足以致命剂量的药剂(通常是巴比妥酸盐、肌肉松弛剂和氯化物)使被注射对象瞬间死亡的过程。主要用于死刑执行,它通常先让被注射者丧失意识,然后使其呼吸和心跳停止。

至 2015 年世界上有 55 个国家实行死刑,而执行死刑的形式主要有枪决、绞刑、斩首、电刑、毒气、石刑以及注射等。中国是继美国之后,世界上第二个正式采用药物注射死刑的国家。

注射死刑是"非剧毒致死,注射后进入临床死亡时间短,通常在 30 秒到 60 秒之间,生理上无痛苦反应"。受刑人的感觉如同生病打针一样。注射死刑需要注射执行室和专门设备器材。罪犯经验明正身后,被固定在执行床上,由法医连接注射通道,法警行刑。从启动注射泵向罪犯注射药物到确认罪犯死亡只要几十秒钟。注射药物由最高人民法院专门配制。

注射死刑能够更好地保全尸体,避免枪决造成的残忍场面,但由于注射执行还要进行药物研制、加强场所建设、进行人员培训,普及使用还需要一个过程,枪决方式在许多地方存在和使用。随着中国刑罚执行方式的发展进步,枪决最终是要被更文明的注射执行方式取代。

二、实验部分

【目的】

1. 掌握苯巴比妥钠的抗惊厥作用。
2. 熟悉尼可刹米致惊厥的作用。
3. 了解巴比妥酸盐的毒理作用。
4. 观察并详细记录小白鼠的惊厥表现,观察苯巴比妥钠的抗惊厥作用。
5. 培养学生分析问题、思考问题、及时解决问题的能力。

【原理】

苯巴比妥钠对中枢神经系统可产生普遍性抑制作用,随剂量增加,依次表现为镇静、催眠、抗惊厥和麻醉作用。

大剂量尼可刹米不但兴奋呼吸中枢,还可兴奋心血管中枢和运动中枢,导致全身骨骼肌不自主强烈收缩引起惊厥。

【对象】

小白鼠(体重 20 g 左右)。

【材料】

1.器材　1 mL 注射器、玻璃钟罩、镊子。

2.药品　0.5%苯巴比妥钠溶液、5%尼可刹米溶液、生理盐水。

【步骤】

1.取小白鼠 2 只,称重量,标记(1、2 号),观察它们的一般活动情况。

2.给 1 号小白鼠腹腔注射 0.5%苯巴比妥钠溶液 0.2 mL/10 g。给 2 号小白鼠腹腔注射生理盐水溶液 0.2 mL/10 g。

3.20 分钟后给 1、2 号小白鼠均皮下注射 5%尼可刹米溶液 0.2 mL/10 g,观察 1、2 号小白鼠有无惊厥表现,将实验结果记录到表 2-4-1 中。

【结果】

表 2-4-1　苯巴比妥钠的抗惊厥作用

小白鼠号	先用药物	动物表现	后用药物	动物表现
1 号				
2 号				

【注意事项】

1.小白鼠惊厥表现:竖尾乱窜、后肢强直、肌肉痉挛、易受惊吓、口吐鲜血等。

2.尼可刹米溶液要求当天配制。

3.记录实验结果并对实验结果进行分析讨论。

【病例讨论】

患儿,男,25 天,咳嗽 1 天,发热 2 小时,T 39.5 ℃,就诊过程中突然双眼上翻,肢体强直,持续 1 分钟。查体:咽部红肿,心、肺、腹及神经系统均无异常。

问题:

1.本病例最可能的诊断是什么?

2.该病例首选什么药物进行治疗?

3.该患者应该怎么护理?

【思考题】

1.简述巴比妥类药物的药理作用及临床应用。

2.简述尼可刹米的药理作用及临床应用。

(胡春霞)

任务五

氯丙嗪的降温作用

一、导学部分

氯丙嗪

氯丙嗪(wintermine,冬眠灵),主要拮抗脑内多巴胺(dopamine,DA)受体产生抗精神病作用。此外氯丙嗪还可拮抗肾上腺素α受体和M胆碱受体,故药理作用广泛而复杂,不良反应较多。

【药理作用】

1. 对中枢神经系统的作用

(1)抗精神病作用:氯丙嗪对中枢神经系统有较强的抑制作用。正常人服用治疗剂量的氯丙嗪后,出现镇静、活动减少、感情淡漠、注意力下降、对周围事物不感兴趣,在安静环境中易诱导入睡,但易被唤醒,醒后神志清醒,加大剂量也不出现麻醉。精神病患者用药后,可使兴奋躁狂症状得到有效控制。大剂量持续用药(6周~6个月),可使患者的幻觉、妄想、精神运动性兴奋逐渐消失,情绪安定,理智恢复,生活自理。氯丙嗪的抗精神病作用无耐受性。

氯丙嗪抗精神病作用机制是阻断了中脑-边缘系统通路和中脑-皮质通路的多巴胺D_2受体。

(2)镇吐作用:氯丙嗪具有较强的镇吐作用。小剂量氯丙嗪通过阻断延髓第四脑室底部的催吐化学感受区(chemoreceptor trigger zone,CTZ)的D_2受体,对抗多巴胺受体激动剂如阿扑吗啡所致的呕吐;大剂量则直接抑制呕吐中枢。氯丙嗪对因前庭受刺激引起的呕吐无效。

(3)对体温调节的作用:药物能抑制下丘脑体温调节中枢,使其调节功能失灵,故使机体温度随外界温度变化而改变。在物理降温措施的配合下,氯丙嗪可使机体温度降至正常或以下水平。但在高温环境下,氯丙嗪又可使体温高于正常水平。

(4)加强中枢抑制药的作用:氯丙嗪对中枢神经系统有较强的抑制作用,与麻醉药、镇静催眠药、镇痛药以及乙醇等中枢抑制药合用时,应适当减少后者的用量,以免加重对中枢神经系统功能的抑制。

2.对自主神经的作用　氯丙嗪能阻断肾上腺素α受体,翻转肾上腺素的升压作用,同时抑制血管运动中枢,故能扩张血管、降低血压。因易产生耐受性,不宜用于高血压的治疗。也能阻断M胆碱受体,但无治疗意义,多与其不良反应有关。

3.对内分泌系统的影响　通过对结节-漏斗通路中D_2受体的阻断作用,氯丙嗪可促进催乳素的分泌(因减少下丘脑催乳素抑制因子的释放),抑制促性腺激素、糖皮质激素及生长激素的分泌。

【临床应用】

1.精神分裂症　氯丙嗪对急、慢性精神分裂症均有效。主要用于Ⅰ型精神分裂症,以急性期效果尤佳。能显著缓解或消除患者的兴奋、躁狂、攻击行为以及幻觉、妄想症状,有效改善异常的思维、情感和行为,使之理智恢复,生活自理。但不能根治,需长期甚至终身用药。也可用于治疗躁狂症及其他伴有兴奋、紧张、躁动、幻觉和妄想的精神病患者。

2.呕吐和顽固性呃逆　氯丙嗪可用于多种原因(药物或疾病)引起的呕吐,对顽固性呃逆也有显著疗效,但对前庭受刺激所致的呕吐(如晕动病)无效。

3.低温麻醉与人工冬眠　在物理降温配合下,氯丙嗪可用于低温麻醉;与镇痛药哌替啶、抗组胺药异丙嗪组成冬眠合剂Ⅰ号,具有抗肾上腺素、抗组胺、抗胆碱及抑制中枢神经系统等作用,应用后可使患者呈深睡状态,体温、基础代谢及组织耗氧量均明显降低,称为"人工冬眠疗法"。此时机体对外界病理性刺激的反应性降低,而对缺氧、缺能的耐受力提高,有利于帮助机体度过危险期,为采取其他有效措施赢得时间。常用于严重创伤和感染、中毒性高热、惊厥、妊娠毒血症及甲状腺危象等,呼吸衰竭者慎用。

【不良反应和注意事项】

1.一般不良反应　包括嗜睡、无力、淡漠;口干、无汗、便秘、视物模糊、眼压升高等;鼻塞、血压下降、直立性低血压以及反射性心率过快等。注射液刺激性较强,故应深部肌内注射。静脉注射可引起血栓性静脉炎,应以0.9%氯化钠溶液或葡萄糖溶液稀释后缓慢注射。为防止直立性低血压发生,注射给药后应卧床休息2小时左右,方可缓慢起立。

2.锥体外系反应　是长期大量应用氯丙嗪后出现的严重不良反应,常见有以下三种表现:①帕金森综合征,出现肌张力增高、面容呆板(即面具脸)、肌肉震颤、动作迟缓、流涎等,发生率约为30%;②静坐不能,以中年患者多见,出现坐立不安、反复徘徊;③急性肌张力障碍,多出现在用药后5天以内,由于舌、面、颈及背部肌肉痉挛,患者出现强迫性张口、伸舌、斜颈、呼吸运动障碍以及吞咽困难等。上述表现是因药物阻断了黑质-纹状体通路的D_2受体,与多巴胺的功能减弱及乙酰胆碱的功能增强有关。减少用药量或停药后症状可减轻甚至消失,必要时加用中枢抗胆碱药(苯海索等)。

此外,约有1/5的患者出现一种叫作迟发性运动障碍的不良反应。表现为不自主有节奏的刻板运动,出现口舌颊三联症(如吸吮、舔舌、咀嚼等)及广泛性舞蹈样手足徐动症。及早停药可减轻或恢复,应用中枢抗胆碱药反而加重,抗多巴胺药可减轻此症状。

3.精神异常 表现为兴奋、躁动、恐惧、妄想、意识障碍或抑郁、焦虑等,应注意与原有疾病鉴别。一旦发生,应立即减量、停药或换用其他药物。

4.过敏反应 皮疹、光敏性皮炎较常见,少数患者可出现肝损害、黄疸、粒细胞减少、溶血性贫血甚至再生障碍性贫血。

5.内分泌系统反应 可出现男性乳房发育,女性乳房肿大、泌乳、月经不调、闭经等。

6.急性中毒 一次过量应用氯丙嗪后可致急性中毒,出现昏睡、血压下降、心动过速、心肌损害、心电图异常(P-R间期或Q-T间期延长,T波低平或倒置),应立即进行对症治疗。可用去甲肾上腺素升压,但禁用肾上腺素。

【禁忌证】

青光眼、乳腺增生、乳腺癌、昏迷、严重肝功能障碍及有癫痫、惊厥病史者禁用;冠心病患者慎用。

【知识拓展】

人工冬眠

人工冬眠可以减轻机体的过度应激反应,使机体处于冬眠状态(类似过冬的青蛙等动物),以降低代谢、减轻细胞耗氧、改善微循环、免于细胞遭受严重损害,为其原发病的治疗争取了时间。这是人类医学及仿生物学共同研究的结果,故而称人工冬眠疗法。将氯丙嗪和其他药物等量混合(常用哌替啶、氯丙嗪和异丙嗪三种药物组成人工冬眠剂,其中异丙嗪可加强哌替啶的镇静、镇痛、呼吸抑制和血管扩张作用,用后可引起血压下降、心动过速及呼吸抑制等。所以年老体弱、呼吸功能不良者及婴幼儿所使用的冬眠剂皆不宜加哌替啶),按每公斤体重1毫克的剂量加入输液小壶中静脉滴入,半小时后如呼吸和脉搏都平稳,可同等剂量肌内注射一次,这时患儿即可进入沉睡状态。患儿入睡后在腹股沟、腋下放上冰袋,躯干部可用低于体温2~3 ℃的水做温湿敷。如果患儿出现寒战、紫绀和烦躁等寒冷反应,说明冬眠药作用不够,应该撤去冰袋和温湿敷,增加冬眠药物,然后再用冰袋等物理降温。

二、实验部分

【目的】

1.掌握氯丙嗪的降温、镇静作用及特点。
2.熟悉氯丙嗪降温及镇静的作用机制。
3.了解解热镇痛抗炎药阿司匹林的降温作用特点,并与氯丙嗪的降温作用进行比较。
4.熟练小白鼠的捉拿及固定方法、实验动物的给药方法等基本技能,观察并记录氯丙嗪对小鼠体温的影响。

5.培养学生团队协作、理论联系实践、独立创新等方面的能力。

【原理】

氯丙嗪可抑制体温调节中枢,使体温调节中枢失灵,体温随外界环境温度的变化而变化。在外界环境温度低于机体正常温度时,可使实验动物体温降到正常水平以下。

【对象】

小白鼠(体重 20 g 左右)。

【材料】

1.器材　电子体温计、1 mL 注射器、记号笔、大烧杯、镊子、冰箱、玻璃钟罩。
2.药品　液状石蜡、0.1%盐酸氯丙嗪溶液、生理盐水。

【步骤】

1.取体重相近小白鼠 4 只,称重,随机分为对照组和给药组,其中对照组小鼠标记为 1、2 号,给药组小鼠标记为 3、4 号。测量并记录每只动物的肛温,观察动物的一般情况,如活动度等。

2.肛温测量方法　左手固定小白鼠,右手将涂有液状石蜡的电子体温计插入小鼠肛门内约 1.5~2 cm,取出读数。测量三次体温,以三次的平均值为正常体温。

3.给 1、2 号小鼠均腹腔注射生理盐水 0.1 mL/10 g(对照);给 3、4 号小鼠均腹腔注射 0.1%盐酸氯丙嗪溶液 0.1 mL/10 g。

4.把 1 号和 3 号小鼠用玻璃钟罩罩住,放置于室温观察;把 2 号和 4 号小白鼠放进大烧杯,放置于冰箱中(10 ℃左右)。

5.30 分钟后,再次测量 1~4 号小鼠的肛温并记录,同时观察动物的活动度,并填入表 2-5-1 中。

表 2-5-1　氯丙嗪对小鼠体温的调节作用

小鼠编号	给药前		给药30分钟后	
	活动度	肛温	活动度	肛温
1号				
2号				
3号				
4号				

【注意事项】

1.测肛温时,动作要轻柔以免激惹小鼠,应先把体温计金属探头涂上液状石蜡起润滑作用,把金属探头全部插入小白鼠直肠内直到温度显示数值稳定为准。

2.室温会影响实验结果,必须在30℃以下进行实验,从冰箱中取出的小鼠应立即测定体温,以免室温影响小鼠体温;每只小白鼠最好固定用一支电子体温计,且每次插入深度和时间要一致。

【病例讨论】

患者,男,23岁。平素性格内向,不爱与人交往。3个月前逐渐出现异常,表现为失眠,常自言自语,说话颠三倒四,有攻击行为,多疑,经常认为有人在食物中投毒要害他,妄想,声称自己要造航天飞机去宇宙挖金子等。由家人强迫就诊。诊断:偏执型精神分裂症。住院后医嘱选择氯丙嗪治疗,一日300 mg,半月后氯丙嗪增加至一日400 mg。两天后患者突然出现四肢肌张力增高,双眼上翻,张口、伸舌、斜颈,右侧锥体征(±),紧张不安。

问题:

1.患者服用氯丙嗪后出现了什么不良反应?

2.如何处理?

3.应用氯丙嗪治疗时应注意什么?

【思考题】

1.分析1、2、3、4号小白鼠两次测得体温不同的原因?

2.根据本次的实验结果,讨论氯丙嗪发挥降温的作用机制及作用特点。

3.氯丙嗪过量或中毒所致血压下降,为什么不能应用肾上腺素?

4.精神分裂症患者,大剂量注射氯丙嗪后早期可见到什么症状?为什么?用何药对抗?长期大剂量用药后最主要的不良反应是什么?为什么?如何处理?

(马记平)

任务六 镇痛药的镇痛作用

一、导学部分

哌替啶

哌替啶（pethidine，度冷丁），苯基哌啶衍生物，是目前临床常用的人工合成镇痛药。

【药理作用】

主要激动μ型阿片受体，药理作用与吗啡基本相同。镇痛作用弱于吗啡，效价强度为吗啡的1/10~1/7，作用持续时间较短，为2~4小时。镇静、抑制呼吸、致欣快和扩血管作用与吗啡相当。能提高平滑肌和括约肌的张力，但作用时间短，较少引起便秘和尿潴留。大剂量哌替啶也可引起支气管平滑肌收缩，无明显中枢性镇咳作用；有轻微的子宫兴奋作用，但对妊娠末期子宫收缩无影响，也不对抗缩宫素的作用，故不延长产程。

【临床应用】

1. 镇痛 哌替啶镇痛作用虽比吗啡弱，但成瘾性较吗啡轻，产生也较慢，现已取代吗啡用于各种原因引起的剧痛，如创伤、术后、晚期癌症等；缓解内脏剧烈绞痛（胆绞痛、肾绞痛）需与阿托品合用。鉴于新生儿对哌替啶抑制呼吸作用非常敏感，故临产前2~4小时内不宜使用。

2. 心源性哮喘 哌替啶可替代吗啡作为心源性哮喘的辅助治疗，且效果良好。其机制与吗啡相同。

3. 麻醉前给药及人工冬眠 麻醉前给予哌替啶，利用其镇静作用可消除患者术前紧张、恐惧情绪，减少麻醉药用量并缩短诱导期。哌替啶与异丙嗪、氯丙嗪组成冬眠合剂，以降低患者的基础代谢。

【不良反应】

治疗量时不良反应与吗啡相似，可致眩晕、出汗、口干、恶心、呕吐、心悸和直立性低血压等。剂量过大可明显抑制呼吸。偶可致震颤、肌肉痉挛、反射亢进甚至惊厥，中毒解救时可配合抗惊厥药。久用产生耐受性和依赖性。禁忌证与吗啡相同。

【注意事项】

本品与单胺氧化酶抑制药合用可引起谵妄、高热、多汗、惊厥、严重呼吸抑制、昏迷甚至死亡。氯丙嗪、异丙嗪和三环类抗抑郁药可加重哌替啶的呼吸抑制作用;可加强双香豆素等抗凝血药的作用,合用时应酌情减量。与氨茶碱、肝素、磺胺嘧啶、呋塞米、头孢哌酮等药配伍,易产生浑浊或沉淀。

阿司匹林

阿司匹林(aspirin,乙酰水杨酸),非选择性环氧化酶(cycloxygenase,COX)抑制药,通过减少体内前列腺素(arostaglandin,PG)的合成发挥作用。抑制COX-2产生解热、镇痛、抗炎抗风湿作用,抑制COX-1引起胃肠道等不良反应。

【药理作用和临床应用】

1. 解热镇痛抗炎抗风湿　抑制COX的活性,减少中枢PG合成,降低发热者的体温,且只能降到正常水平,对正常人体温没有影响。当组织有炎症时,局部释放PG等致痛物质,阿司匹林抑制局部PG合成,用于感冒头痛、牙痛、神经痛、月经痛、肌肉痛、关节痛、痛经等慢性钝痛。能减轻炎症引起的红、肿、热、痛等症状,迅速缓解风湿性关节炎的症状,大剂量($3\sim5$ g/d)可使急性风湿热的患者于$1\sim2$天内明显好转,疗效快而确切,可作为急性风湿热的鉴别诊断。阿司匹林对类风湿关节炎也能迅速控制症状,目前仍为治疗风湿和类风湿关节炎的常用药。

2. 影响血小板的功能　小剂量阿司匹林能使COX活性中心的丝氨酸乙酰化失活,不可逆的抑制血小板膜上的COX-1,减少血小板中血栓素A_2(TXA_2)生成,抑制血小板聚集和对抗血栓形成,达到抗凝作用;大剂量阿司匹林能直接抑制血管内膜COX-1,使PGI_2合成减少,PGI_2是TXA_2的生理拮抗剂,其合成减少可促进凝血及血栓形成。临床常用小剂量阿司匹林($50\sim100$ mg/d)防止血栓形成,用于防治缺血性心脏病、脑缺血病、血管成形术或其他手术后的血栓形成。

3. 其他作用　大剂量阿司匹林能抑制尿酸自肾小管的重吸收,促进尿酸的排泄,可用于治疗痛风。

【知识拓展】

毒品及其危害

传统毒品包括鸦片、海洛因等,新型毒品包括人工合成的致幻剂、兴奋剂等,是国际禁毒公约和国家规定管制的能使人成瘾的麻醉药品和精神药品。联合国麻醉药品委员会将毒品分为六大类:①吗啡型药物,包括鸦片、吗啡、可卡因、海洛因和罂粟植物等;②可卡因;③大麻;④安非他明等人工合成兴奋剂;⑤安眠镇静剂,包括巴比妥类药物和安眠酮;⑥精神药物,即苯二氮䓬类。吸毒成瘾,是指吸毒人员因反复使用毒品而导致的慢性复发性脑病,表现为不计后果、强迫性寻求及使用毒品的行为,同时伴有不同程度的个人健康及社会损害。

> 毒品的危害包括以下几个方面。
>
> 1.对身心的危害 ①吸毒对身体的毒性包括嗜睡、感觉迟钝、运动失调、幻觉、妄想、定向障碍等;②戒断反应;③精神障碍,吸毒所致最突出的精神障碍是幻觉和思维障碍;④感染性疾病,静脉注射毒品给滥用者带来感染性并发症,最常见的有乙型肝炎、艾滋病及化脓性感染。
>
> 2.对社会的危害 ①危害家庭,吸毒者在自我毁灭的同时,也破坏自己的家庭;②对社会生产力的巨大破坏;③毒品活动扰乱社会治安,诱发各种违法犯罪活动,扰乱社会治安。

二、实验部分

【目的】

1.掌握镇痛药与解热镇痛抗炎药在镇痛作用方面的不同。

2.熟悉镇痛药的镇痛作用机制和解热镇痛抗炎药的镇痛作用机制的区别。

3.了解毒品的种类及其危害,镇痛药和解热镇痛抗炎药的代表药。

4.熟练小白鼠的捉拿及固定方法、实验动物的给药方法等基本技能,观察哌替啶、阿司匹林在镇痛作用方面的区别。

5.培养学生团队协作、理论联系实践、独立创新等方面的能力。

【原理】

1.镇痛药的镇痛作用机制 镇痛药可以激动中枢神经系统特定部位的阿片受体,从而产生强大的镇痛作用,同时能缓解疼痛引起的不愉快情绪;主要用于各种原因引起的剧痛,如创伤、术后、晚期癌症等;缓解内脏剧烈绞痛(胆绞痛、肾绞痛),需与阿托品合用;改善由疼痛引起的焦虑、紧张、恐惧等情绪反应,提高机体对疼痛的耐受力。

2.解热镇痛抗炎药的镇痛作用机制 当组织有炎症时,局部释放PG等致痛物质,解热镇痛抗炎药通过抑制PG合成从而使局部痛觉感受器对缓激肽等致痛物质的敏感性降低,其本身也有一定的致痛作用;用于感冒头痛、牙痛、神经痛、月经痛、肌肉痛、关节痛、痛经等慢性钝痛。

【对象】

小白鼠(体重20 g左右)。

【材料】

1.器材 1 mL注射器、玻璃钟罩、镊子。

2.药品 0.2%哌替啶溶液、1%阿司匹林溶液、生理盐水(并将其随机装入1、2、3号药瓶中)、0.6%醋酸溶液。

【步骤】

1. 取体重相近的小白鼠3只,称重量、编号(1、2、3号),观察小鼠的一般活动情况、痛觉反射。

2. 给1号小鼠腹腔注射1号药液0.1 mL/10 g,给2号小鼠腹腔注射2号药液0.1 mL/10 g,给3号小鼠腹腔注射3号药液0.1 mL/10 g。

3. 10分钟后同时给3只小白鼠腹腔注射0.6%醋酸0.2 mL/只,随即观察5分钟内三只小白鼠出现扭体反应的表现及次数,并记录。

4. 根据记录结果推断出1、2、3号小药瓶中药液的名称,将实验结果记录于表2-6-1中。

【结果】

表2-6-1　镇痛药的镇痛作用

小白鼠号	用药编号	扭体反应的次数及表现	推断出药名
1号			
2号			
3号			

【注意事项】

1. 应同时给3只小鼠用药。
2. 醋酸应现配现用,应对比观察各组小鼠表现。
3. 小鼠扭体反应表现:腹部内凹、后腿伸张、躯体扭曲、臀部抬高。

【病例讨论】

患者,女,42岁。2020年8月,因患双下肢及左手食指血管炎,采用肌内注射吗啡镇痛。2021年2月,病情加重并于当地医院进行右下肢下端及左手食指截肢手术。术后,血管炎症状得以缓解,但仍需肌内注射吗啡以镇痛。停药后出现全身不适、打喷嚏、流涕、自觉忽冷忽热、腹痛、全身肌肉骨骼酸痛、乏力、食欲减退、烦躁不安、焦虑、抑郁、睡眠障碍等症状。

问题:

1. 本病例使用吗啡有何不当?
2. 吗啡成瘾有哪些表现?
3. 何谓麻醉药品?我国目前使用的麻醉药品规定有哪些?

【思考题】

1. 简述推断1、2、3号药品药名的动物表现依据。
2. 比较镇痛药与解热镇痛抗炎药在镇痛作用方面的不同及应用。
3. 何谓药物依赖性?药物依赖性可分哪几种?各有何特征?

(马记平)

任务七

药物对兔眼瞳孔的影响

一、导学部分

毛果芸香碱

毛果芸香碱(pilocarpine,匹罗卡品)是从毛果芸香属植物叶子中提取的生物碱,已可人工合成,其水溶液性质稳定。

【药理作用】

毛果芸香碱能直接激动 M 受体,产生 M 样作用,对眼和腺体的作用最为明显。

1.对眼的作用

(1)缩瞳:毛果芸香碱能直接激动瞳孔括约肌上的 M 受体,使瞳孔括约肌收缩,瞳孔缩小。

(2)降低眼压:毛果芸香碱通过缩瞳作用,使虹膜向中心方向收缩后根部变薄,而处在虹膜周围部的前房角间隙扩大,房水易于通过小梁网并经巩膜静脉窦流入血液循环,从而使眼压降低。

(3)调节痉挛:毛果芸香碱能激动睫状肌环状纤维上的 M 受体,使睫状肌向瞳孔中心方向收缩,悬韧带松弛,晶状体因本身弹性而自然变凸,屈光度增加,导致视近物清楚,而视远物模糊,这一作用称为调节痉挛。

2.对腺体的作用 毛果芸香碱能激动腺体的 M 受体,使腺体分泌增加,以汗腺和唾液腺分泌增加最为明显。

【临床应用】

1.青光眼 青光眼的主要特征是眼压升高,出现头痛、视力减退等症状,严重时可致失明。青光眼可分为闭角型青光眼和开角型青光眼,毛果芸香碱对闭角型青光眼疗效较佳;对开角型青光眼的早期也有一定疗效,可能与睫状肌被收缩牵拉后使房水易于回流等因素有关。

2.虹膜炎 毛果芸香碱与扩瞳药交替应用,可防止虹膜与晶状体粘连。

3.M 胆碱受体阻断药中毒 毛果芸香碱 1~2 mg 皮下注射,可用于阿托品等药物中毒的解救。

【不良反应和注意事项】

吸收过量可出现流涎、多汗、腹痛、腹泻、支气管痉挛等 M 样症状,可用阿托品对抗。滴眼时应将下眼睑拉成袋状,同时以中指压迫内眦的鼻泪管开口,以免药液经鼻黏膜吸收引起全身不良反应。遇光易变质,应避光保存。

阿托品

阿托品(atropine)是从颠茄、莨菪或曼陀罗等植物中提取的生物碱,现也可人工合成。口服易吸收,1 小时达到峰浓度,持续 3~4 小时;注射给药起效更快,$t_{1/2}$ 为 2~4 小时;眼科局部使用,作用可长达数日。吸收后分布广泛,可透过血脑屏障及胎盘屏障。80%以上经肾排泄,少量可随乳汁和粪便排出。

【药理作用】

阿托品为非选择性 M 受体阻断药,作用广泛。

1.松弛内脏平滑肌　阿托品通过阻断内脏平滑肌上的 M 受体,松弛多种内脏平滑肌,对处于痉挛状态的平滑肌作用尤为明显。其中对胃肠平滑肌松弛作用最强,对尿道和膀胱壁平滑肌次之,对胆管、输尿管和支气管平滑肌松弛作用较弱,对子宫平滑肌影响很小。

2.对腺体的作用　阿托品对汗腺和唾液腺作用最强,小剂量就能使其分泌减少;对呼吸道腺体作用较强;大剂量也能抑制胃液分泌,但对胃酸分泌影响较小,因其分泌受多种因素调节。

3.对眼的作用　阿托品局部给药与全身给药均可表现出对眼的作用,维持时间较长。

(1)扩瞳:阿托品能阻断瞳孔括约肌上的 M 受体,引起瞳孔括约肌松弛,使去甲肾上腺素能神经支配的瞳孔开大肌功能占优势,导致瞳孔扩大。

(2)升高眼压:由于瞳孔扩大,使虹膜退向四周外缘,因而前房角间隙变窄,妨碍房水回流入巩膜静脉窦,造成眼压升高。

(3)调节麻痹:阿托品能阻断睫状肌上的 M 受体,睫状肌松弛而退向边缘,使悬韧带拉紧,晶状体变为扁平,屈光度降低,导致视远物清楚,视近物模糊不清,这一作用称为调节麻痹。

4.对心血管的作用

(1)加快心率:较大剂量的阿托品能阻断窦房结的 M_2 受体,解除迷走神经对心脏的抑制,使心率加快。对迷走神经张力高的青壮年,其心率加快作用明显,对婴幼儿及老年人影响较小。

(2)加速房室传导:阿托品可拮抗迷走神经过度兴奋所致的房室传导阻滞和心动过缓,使房室传导加快。

(3)扩张血管:大剂量阿托品可引起血管扩张,解除小血管痉挛,增加组织的血液灌注量,改善微循环。扩张血管作用与其阻断 M 受体无关。可能是机体对阿托品引起的体温升高后的代偿性散热反应,也可能是阿托品直接舒张血管的作用。

5.兴奋中枢　治疗量(0.5 mg)的阿托品对中枢作用不明显;较大剂量(1~2 mg)能兴奋延髓呼吸中枢;更大剂量(3~5 mg)则可兴奋大脑皮质,出现烦躁不安、多言、谵妄等反应;中毒量(10 mg 以上)可产生幻觉、定向障碍、运动失调和惊厥,严重时由兴奋转为抑制。

【临床应用】

1.内脏绞痛　阿托品对胃肠绞痛及膀胱刺激症状疗效较好;对胆绞痛和肾绞痛单用阿托品疗效较差,常与镇痛药哌替啶合用。此外,也可用于遗尿症。

2.抑制腺体分泌　阿托品用于麻醉前给药,以减少呼吸道腺体及唾液腺分泌,防止分泌物阻塞呼吸道及吸入性肺炎的发生。也可用于严重盗汗及流涎症。

3.眼科应用

(1)虹膜睫状体炎:0.5%~1%阿托品局部滴眼,可松弛瞳孔括约肌和睫状肌,使之活动减少、充分休息,有助于炎症消退;同时还可预防虹膜与晶状体的粘连,常与缩瞳药交替使用。

(2)验光配镜、检查眼底:眼内滴入阿托品使睫状肌松弛,晶状体充分固定,可准确测定晶状体的屈光度;也可利用其扩瞳作用检查眼底,有助于观察眼底的周边部位。但由于阿托品调节麻痹作用可维持2~3天,扩瞳作用可持续1~2周,视力恢复过于缓慢,现主要用于睫状肌调节功能较强的小儿验光配镜,其他情况较少使用。

4.治疗缓慢型心律失常　阿托品可用于迷走神经过度兴奋所致的心动过缓、传导阻滞等缓慢型心律失常。

5.抗休克　在补足血容量的基础上,阿托品可用于抢救暴发型流行性脑脊髓膜炎、中毒性菌痢、中毒性肺炎等所致的感染性休克。对于休克伴有高热或心率加快者不宜使用。

6.解救有机磷酸酯类中毒　阿托品可迅速、有效地缓解有机磷酸酯类中毒的 M 样症状,是特效的对症治疗药。

【不良反应和注意事项】

常见不良反应有口干、视近物模糊、畏光、心悸、皮肤干燥潮红、排尿困难和体温升高等;过量中毒时除上述外周症状加重外,还可出现中枢的表现,如焦虑、失眠、不安、幻觉、谵妄、躁狂甚至惊厥等以兴奋为主的症状;严重中毒者由兴奋转为抑制,出现昏迷及呼吸麻痹。中毒时的外周症状可用毛果芸香碱或新斯的明对抗(但有机磷酸酯类中毒使用阿托品过量时不宜用抗胆碱酯酶药),中枢兴奋症状可用地西泮等对抗。

青光眼、前列腺肥大患者禁用。老年人、妊娠期、哺乳期妇女等慎用。

【知识拓展】

青光眼

房水由睫状体上皮细胞分泌产生,有营养角膜、晶体及玻璃体,维持眼压的作用。房水由后方经过瞳孔进入前方,通过虹膜角膜角处的滤帘流入巩膜静脉窦而回到静脉。如虹膜角膜角狭窄或滤帘的通透性降低,造成房水回流障碍就会使眼压升高,即青光眼。

青光眼的主要特征为眼内压升高,引起头痛、视力减退,严重时导致失明。青光眼分开角型与闭角型两种,闭角型青光眼(充血性青光眼)主要因前房方角狭窄,房水回流不畅而致眼内压升高;开角型青光眼(慢性单纯性青光眼)因小梁网及巩膜静脉窦变性或硬化,房水回流受阻使眼内压升高,如不及时治疗,视野可全部丧失甚至失明。青光眼是造成失明的第二大原因。通常40岁以上的人比较容易患青光眼,而且女性患者又较男性患者常见。症状包括眼睛痛或不舒服、视线模糊、光源四周有光环、瞳孔无法于黑暗中适度调节放大、余光(周边视力)的消失等。青光眼的起因很多,最常见的原因与紧张及营养问题有关。

二、实验部分

【目的】

1. 掌握拟胆碱药、抗胆碱药及拟肾上腺素药对瞳孔的作用。
2. 熟悉抗胆碱药、拟肾上腺素药散瞳作用的原理。
3. 了解传出神经系统药物分类。
4. 熟练家兔的捉拿及固定方法、实验动物的给药方法等基本技能,观察阿托品、毛果芸香碱、毒扁豆碱和去氧肾上腺素对家兔瞳孔的作用。
5. 培养学生团队协作、理论联系实践、独立创新等方面的能力。

【原理】

传出神经系统药物可分别通过作用于虹膜括约肌和虹膜辐射肌上的不同受体,影响瞳孔大小。拟胆碱药、抗胆碱药可激动或阻断括约肌上的 M 受体而使瞳孔缩小或扩大,拟肾上腺素药可激动辐射肌上的 α 受体而使瞳孔扩大。

【对象】

家兔。

【材料】

1. 药品　1%硫酸阿托品溶液、1%硝酸毛果芸香碱溶液、0.5%水杨酸毒扁豆碱溶液、1%盐酸去氧肾上腺素溶液。

2.器材 量瞳尺、滴管、手电筒。

【步骤】

1.每组取无眼疾家兔 2 只,于适度的光照下,用量瞳尺测量两侧瞳孔大小。用手电筒照射瞳孔观察对光反射,即突然从侧面照射兔眼,如瞳孔随光照而缩小,则为对光反射阳性,否则为阴性。

2.家兔结膜囊内滴药的方法 先用左手拇指、食指将下眼睑拉成杯形,同时用中指压住鼻泪管,然后滴入药液。轻轻揉动眼睑,使药液与角膜充分接触,并在眼眶中存留 1 分钟,然后放手任其自溢。给药顺序见表 2-7-1。

表 2-7-1 给药顺序

兔号	左眼	右眼
甲	1%硫酸阿托品溶液	1%硝酸毛果芸香碱溶液
乙	1%盐酸去氧肾上腺素溶液	0.5%水杨酸毒扁豆碱溶液

3.滴药 10 分钟,在同样的光照下,再测甲、乙两只兔左、右眼的瞳孔大小和对光反射。如滴硝酸毛果芸香碱溶液及水杨酸毒扁豆碱溶液的瞳孔已缩小,在这两眼的结膜囊内再滴入硫酸阿托品溶液 2 滴,10 分钟后检查瞳孔大小和对光反射又有何变化,将实验结果填入表 2-7-2 中。

【结果整理】

表 2-7-2 药物对兔眼瞳孔的影响

兔号	眼睛	药物	瞳孔/mm		对光反射	
			给药前	给药后	给药前	给药后
甲	左	阿托品				
	右	毛果芸香碱+阿托品				
乙	左	去氧肾上腺素				
	右	毒扁豆碱+阿托品				

【注意事项】

1.为避免睫毛刺激引起眨眼,实验前可将其剪掉。

2.测量瞳孔时不能接触或刺激角膜,光照强度及角膜要前后一致,否则将影响测瞳结果。

3.观察对光反射只能用闪射灯光。

【病例讨论】

患者,男,57 岁,1 年前无明显诱因出现左眼视物不清,在医院就诊,诊断为"左眼急

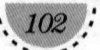

性闭角型青光眼",医院建议手术治疗,患者拒绝后,医院给予盐酸卡替洛尔滴眼液、毛果芸香碱治疗,患者好转后自己停用。近来患者自觉视力继续下降,就诊于我院,查体:体温 36.4 ℃,脉搏 80 次/min,呼吸 18 次/min,血压 120/70 mmHg。眼压:右眼 16 mmHg,左眼 24 mmHg。诊断为"双眼急性闭角型青光眼,左眼急性发作期",给予毛果芸香碱、乙酰唑胺等治疗,患者病情稳定。

讨论:
1.青光眼的治疗可以采用哪些药物?
2.毛果芸香碱治疗青光眼的作用机制是什么?
3.乙酰唑胺是哪一类药物?治疗青光眼的机制是什么?

【思考题】
1.毛果芸香碱的主要药理作用和临床应用是什么?
2.简述阿托品的主要不良反应,过量中毒症状及其解救。

(马记平)

任务八
尼可刹米对呼吸抑制的解救

一、导学部分

尼可刹米

【药理作用和临床应用】

尼可刹米(nikethamide,可拉明)治疗量可直接兴奋延髓呼吸中枢,也可刺激颈动脉体和主动脉体化学感受器,反射性地兴奋呼吸中枢,并能提高呼吸中枢对二氧化碳的敏感性,使呼吸加深加快。作用温和,维持时间短,一次用药仅维持5～10分钟。临床用于各种原因所致的中枢性呼吸抑制,其中对吗啡中毒引起的呼吸抑制效果较好,对吸入性麻醉药中毒次之,对巴比妥类中毒引起的呼吸抑制效果较差。

【不良反应】

治疗量不良反应少,安全范围较大。大剂量可引起血压升高、心动过速、出汗、呕吐、肌肉震颤等。中毒时可出现惊厥。

> **【知识拓展】**
>
> **中枢兴奋药的合理应用**
>
> 中枢兴奋药主要用于严重传染病、中枢抑制药中毒所致的呼吸衰竭,但其选择性不高,安全范围较小,随剂量增加,不仅作用强度增强,而且作用范围也相应地扩大,可使中枢神经系统出现广泛而强烈的兴奋,引起惊厥。由于兴奋呼吸中枢的剂量与致惊厥剂量很接近,且作用维持时间短,常需反复用药(一般每2～4小时注射1次),故须严格掌握剂量和给药间隔,并严密观察病情。目前临床抢救呼吸衰竭主要采用人工呼吸机维持呼吸,中枢兴奋药仅为综合治疗的措施之一,应用限于短时间内可纠正的呼吸衰竭。中枢兴奋药对心搏骤停、循环衰竭所致的呼吸衰竭疗效不佳或无效,对呼吸肌麻痹所致的外周性呼吸衰竭无效。

二、实验部分

【目的】

1.掌握中枢兴奋药对中枢抑制药所致呼吸抑制的解救,并联系其临床应用。

2.熟悉常用的呼吸活动记录法。

3.了解中枢兴奋药的临床应用和用药护理。

4.熟练小白鼠的捉拿及固定方法、实验动物的给药方法等基本技能,观察吗啡对家兔呼吸的抑制作用及尼可刹米对呼吸抑制的解救作用。

5.培养学生鉴别吗啡中毒症状并及时进行诊治的能力。

【原理】

阿片类镇痛药吗啡具有呼吸抑制作用,且呼吸抑制的程度随剂量增加而增强,大剂量吗啡可抑制延髓呼吸中枢,呼吸抑制是吗啡急性中毒致死的主要原因。该作用与其抑制脑干的呼吸中枢,降低中枢对血中 CO_2 的敏感性,以及抑制脑桥呼吸调节中枢有关。呼吸兴奋药尼可刹米可直接或间接刺激颈动脉体化学感受器反射性兴奋呼吸中枢,可对抗吗啡引起的呼吸抑制,增加呼吸中枢对 CO_2 的敏感性,呼吸中枢受抑制时其兴奋作用更明显,故可对抗吗啡引起的呼吸抑制。

【对象】

家兔 1 只,体重 2~2.5 kg,雌雄不限。

【材料】

1.实验器材　生物信号采集处理系统、计算机、兔固定箱、磅秤、鼻插管、铁支架、双凹夹、注射器(10 mL)、针头。

2.药品　1.5%盐酸吗啡溶液、2%尼可刹米溶液、液状石蜡。

【步骤】

1.取家兔 1 只,称重后放置于兔固定箱内。将连有橡皮管的鼻插管涂上液状石蜡后插入家兔一侧鼻孔内,用胶布固定,使橡皮管的另一端与压力换能器相连。将压力换能器固定于铁支架上并将输出线连接于生理信号采集处理系统。待家兔呼吸平稳后,记录一段正常呼吸曲线。

2.家兔耳缘静脉快速注射 1.5%的盐酸吗啡溶液 3 mL/kg(即 45 mg/kg),记录呼吸曲线及呼吸变化,注意呼吸频率的改变。当出现明显的呼吸抑制时,立即缓慢静脉注射 2%尼可刹米溶液 2.5 mL/kg(即 50 mg/kg),观察家兔反应,记录呼吸曲线及呼吸变化,将实验结果填入表 2-8-1。

【结果】

表 2-8-1　尼可刹米对呼吸抑制的解救

观察项目	给药前	注射盐酸吗啡溶液后	注射尼可刹米溶液后
呼吸曲线			
呼吸频率(次/min)			

【注意事项】

1. 快速注射吗啡,以便血药浓度迅速达到引起呼吸抑制的浓度。
2. 尼可刹米应事先准备好,如果呼吸过度抑制,解救不及时易致动物死亡;注射尼可刹米的速度宜稍慢,否则可致惊厥。
3. 家兔应固定好,以免挣扎影响呼吸曲线描记。

【方法评价】

呼吸兴奋作用观察法和对中枢抑制药的拮抗作用主要用于解除抑制状态、选择性兴奋呼吸功能的苏醒剂的筛选和研究。中枢兴奋药有不同类型,具体实验时可根据研究的目的选用一定的方法。

【病例讨论】

患者,男,52岁。因意识障碍1小时住院。患者于入院1小时前因癌症剧痛应用吗啡过量,随即出现意识障碍。查体:体温36 ℃,脉搏68次/分,呼吸8次/分,血压112/78 mmHg。昏睡状,皮肤发绀,诊断为吗啡中毒。给予尼可刹米2.5g快速静脉注射。静脉注射尼可刹米过程中患者出现血压升高、出汗及肌肉强直。

问题:

1. 该患者在快速静脉注射尼可刹米时为什么出现血压升高、出汗及肌肉强直?
2. 此时应如何处理?
3. 应用尼可刹米有哪些注意事项?

【思考题】

1. 吗啡引起呼吸抑制的机制是什么?
2. 为什么尼可刹米较适用于吗啡急性中毒的解救?使用时应注意什么?
3. 简述中枢兴奋药共同作用特点。
4. 吗啡中毒的临床表现主要有哪些?

(马记平)

项目三 作用于内脏的药物

任务一
硫酸镁的导泻作用

一、导学部分

硫酸镁

硫酸镁可因给药途径的不同产生不同的药理作用,注射给药可产生全身作用;其又称为盐类泻药,硫酸镁口服给药后,由于胃肠道很少吸收,从而产生泻下、利胆的作用;外用热敷可消炎止痛。

泻药是刺激肠蠕动、软化粪便、润滑肠道促进排便的药物,临床主要用于治疗功能性便秘。根据作用机制的不同,将其分为三大类,即渗透性泻药、刺激性泻药和润滑性泻药,本次实验主要观察口服硫酸镁的导泻作用。

【药理作用】

1.导泻　硫酸镁属于渗透性泻药,又称容积性泻药,由于口服后肠道吸收很少,增加了肠容积而促进肠道蠕动而产生泻下作用。大量口服硫酸镁后,其 Mg^{2+} 和 SO_4^{2-} 在肠道中难以被吸收,使肠道内容物渗透压升高,肠道内的高渗状态又进一步抑制肠内水分的吸收,增加肠腔容积,扩张肠道,刺激肠道蠕动,从而产生泻下作用。

2.利胆　口服或将硫酸镁溶液灌入十二指肠,药物刺激十二指肠黏膜,分泌缩胆囊素,反射性引起胆总管括约肌松弛、胆囊收缩,促进胆道小结石排出。

【临床应用】

1.导泻　主要用于治疗功能性便秘。

2.利胆　用于治疗胆囊炎、胆石症、十二指肠引流检查等。

【不良反应及注意事项】

口服硫酸镁后,部分镁离子会被肠道吸收,对肾功能障碍患者或中枢抑制的患者可能产生毒性反应。

妊娠妇女、月经期妇女、体弱和老年人慎用。

【知识拓展】

便秘

便秘通常是指排便次数明显减少,无规律,每2~3天甚至更长时间一次,粪质干硬,并常常伴有排便困难的病理现象,急性便秘患者多有腹痛、腹胀,甚至恶心、呕吐,慢性便秘多无特殊表现,可能会导致食欲减退、腹胀、下腹不适或有头晕、头痛、疲乏等神经功能症状,但一般不严重。便秘导致正常的排便规律被打乱,严重者排出的大便像羊屎样呈小球颗粒状,但有些人数天才排便一次,但无不适感,这种情况不属于便秘。

欲正常排便,首先肠道内要有足够的内容物,同时肠道无梗阻且蠕动正常,在中枢神经系统调节下的排便反射正常以及参与排便的肌肉功能正常,这些都是正常排便所需条件,当出现功能性或器质性异常时,例如老年患者特别是体弱、行动不便或卧床不起者;平时进食量少或食物缺乏纤维素或水分不足,对结肠运动的刺激减少;或因工作紧张、生活节奏过快、精神因素等打乱了正常的排便习惯;腹肌及盆腔肌张力不足;或直肠与肛门病变、结肠完全或不完全性梗阻、腹腔或盆腔内肿瘤的压迫等,都有可能引起便秘。

便秘虽不是什么大病,但会让人们十分痛苦,且严重者可导致并发症的发生,宿便不及时排出长时间堆积在肠道中,可能会造成肠内环境的恶化以及胃肠功能的紊乱,还可能会引发内分泌失调、新陈代谢紊乱,食欲减退以及睡眠质量降低、精神焦虑等。因此,在日常生活中,我们要养成良好的生活习惯,增加膳食纤维摄取及饮水量,适当运动,调整良好的心理状态,远离便秘,健康生活。

二、实验部分

【目的】

1. 掌握硫酸镁的导泻作用和机制。
2. 熟悉硫酸镁的利胆作用和临床应用。
3. 了解硫酸镁的其他给药途径和作用。
4. 熟练小鼠的捉持方法及小鼠的灌胃操作技能;观察硫酸镁对肠道的作用。
5. 培养学生通过观察事物分析问题和解决问题的能力,培养严肃认真、耐心细致的科学态度。

【原理】

硫酸镁导泻的作用机制:口服硫酸镁后,其 Mg^{2+} 和 SO_4^{2-} 在肠道中难以被吸收,使肠道内容物渗透压升高,肠道内的高渗状态又进一步的抑制肠内水分的吸收,肠腔容积增加,肠道扩张,从而刺激肠壁的传入神经末梢,反射性地引起肠蠕动增加,从而产生导泻作用。

【对象】

小白鼠(体重 20 g 左右,禁食 6 小时以上)。

【材料】

1.器材　2.5 mL 注射器、小鼠灌胃针头、手术剪、眼科镊、玻璃钟罩、鼠板、直尺、棉签、台秤。

2.药品　50%靛蓝硫酸镁溶液、50%靛蓝生理盐水溶液。

【步骤】

1.每组随机取小白鼠 2 只,称重并标号(1、2 号),观察小鼠正常一般活动。

2.1 号小鼠灌胃给药 50%靛蓝硫酸镁溶液 1 mL/只,2 号小鼠灌胃给药 50%靛蓝生理盐水溶液 1 mL/只,给药后将小鼠放置于玻璃钟罩中进行观察。

3.给药 30 分钟后,将两只小鼠分别进行脱颈椎处死,并腹部朝上固定于鼠板上,用手术剪沿小鼠腹部中线剖开腹腔,观察肠膨胀、肠蠕动情况,将 1、2 号小鼠进行对比并记录实验现象。

4.分别将两只小鼠的胃提出至腹腔外,从幽门部至直肠段肠系膜用手术剪小心分离,将肠管自然拉直,用直尺测量自幽门处到靛蓝染色最远端的距离,对比两只小鼠测量结果并记录。

5.分别剪开两只小鼠肠腔,观察粪便形状,观察比较两只小鼠粪便有何不同,将结果记录到表 3-1-1 中。

【结果】

表 3-1-1　硫酸镁的导泻作用实验结果

小鼠号	药物	肠蠕动	肠膨胀	自幽门到靛蓝最远端的距离(cm)	粪便性状
1号					
2号					

【注意事项】

1.注意掌握小鼠正确的灌胃方法,避免灌胃时药液从口中外溢导致给药量减少,或误入气管导致小鼠窒息死亡。

2.牵拉肠管时使肠管保持自然伸直状态即可,不可过分牵拉。

3.实验时要严肃认真,避免被针头、手术剪等利器刺伤。

【病例讨论】

患者,男,45 岁,中学教师,整日待在楼上家中,极少出门。临近过年,发现自己好几天没有大便,并伴有腹胀、食欲减退、头晕等症状,遂到医院就诊,诊断为功能性便秘,医生开具硫酸镁进行口服治疗。

问题:

1.硫酸镁为什么能够治疗功能性便秘,作用机制是什么?

2.硫酸镁除可以口服外,还有哪些给药途径?不同给药途径分别会产生什么药理作用?

3.简述硫酸镁使用过程中的注意事项。

【思考题】

1.简述硫酸镁的药理作用、临床应用及不良反应。

2.除了渗透性泻药外,还有哪类泻药?试举例。

(郑雁)

任务二 药物对尿生成的影响

一、导学部分

尿生成的生理学基础

尿生成过程是通过肾小球的滤过作用、肾小管和集合管的重吸收及分泌作用实现的。

(一) 肾小球滤过

血液中的成分，除了蛋白质和血细胞外，均可经肾小球滤过而形成原尿，肾小球滤过作用的动力是有效滤过压：

有效滤过压 = 毛细血管血压 −（血浆胶体渗透压 + 囊内压）

由于囊内压不会有明显的变化，因此有效滤过压的高低主要取决于肾小球毛细血管血压和血浆胶体渗透压。肾小球毛细血管血压主要受全身动脉血压的影响，当动脉血压在一定范围内波动时，由于肾血流的自身调节作用，肾小球毛细血管血压均能维持在相对稳定的水平，但当动脉血压过高或过低时，肾小球毛细血管血压就会随着动脉血压的变化而变化，从而影响肾小球的滤过率。另外，血浆胶体渗透压降低，会使有效滤过压增高，肾小球滤过率增加。

(二) 肾小管和集合管的重吸收

原尿经过肾小管和集合管后，约99%的钠和水会被重吸收，因此，如果肾小管和集合管的上皮细胞对钠和水重吸收的功能受到抑制，那么排出的尿量会明显增加。影响肾小管、集合管泌尿功能的因素，包括肾小管溶液中溶质浓度和抗利尿激素等，肾小管溶质浓度增高，可阻碍肾小管对水的重吸收，因而使尿量增加；抗利尿激素可促进肾小管与集合管对水的重吸收，导致尿量减少。药物利尿作用的强弱与其作用部位有着密切的关系。

1. 近曲小管 Na^+ 的重吸收通过钠泵（Na^+-K^+-ATP 酶）及 H^+-Na^+ 交换，肾小管液中 65%~70% Na^+ 在近曲小管起始段被重吸收。药物抑制近曲小管对 Na^+ 的重吸收可产生利尿作用，但效果不明显。因近曲小管对 Na^+ 的主动重吸收被抑制后，可引起管腔内 Na^+ 和 Cl^- 重吸收作用的代偿性增加。

2. 髓袢升支粗段 原尿中 30%~35% 的 Na^+ 在此部位以 Na^+-K^+-$2Cl^-$ 同向转运机制进行重吸收，若药物能够抑制髓袢升支粗段的 Na^+-K^+-$2Cl^-$ 共同转运系统，降低尿液稀释与浓缩功能,可产生强大的利尿作用。

3.远曲小管和集合管　5%~10%的Na^+在此部位被重吸收。在始段,远曲小管存在Na^+-Cl^-同向转运机制;在末段,远曲小管和集合管存在着醛固酮参与的Na^+-K^+交换。药物抑制Na^+-Cl^-共同转运系统,可影响尿液的稀释过程但不影响尿液的浓缩过程,此类药物的利尿作用比作用于髓袢升支粗段的药物弱;若抑制Na^+-K^+交换过程,可产生低效利尿作用。

呋塞米

呋塞米属于袢利尿药,本类药物的主要作用部位在髓袢升支粗段,可选择性的抑制NaCl的重吸收,利尿作用强大,又称为高效利尿药。

【体内过程】

呋塞米口服易吸收,30分钟起效,1~2小时达峰,维持4~6小时。静脉注射5分钟左右起效,1小时达峰,维持2~3小时。呋塞米与血浆蛋白结合率95%~99%,药物大部分以原形从尿中排出。

【药理作用】

1.利尿作用　抑制髓袢升支粗段Na^+-K^+-$2Cl^-$同向转运系统,抑制NaCl的重吸收,使管腔液中NaCl的浓度增加,抑制肾脏的稀释功能。同时,肾脏髓质间隙渗透压梯度降低,导致尿液流经集合管时,水的重吸收也减少,降低肾脏的浓缩功能,从而产生迅速强大的利尿作用。另外,也可抑制Ca^{2+}、Mg^{2+}、K^+的重吸收,使得尿中Na^+、Cl^-、Ca^{2+}、Mg^{2+}、K^+的排出增多,HCO_3^-排出也增多。

2.扩血管作用　可扩张肾血管,增加肾血流量,静脉注射可使肾血流量增加30%以上。也能扩张全身静脉,降低前负荷和肺动脉血压,其扩张血管的机制可能与增加前列腺素合成和抑制前列腺素分解有关。

【临床应用】

1.治疗严重水肿　因利尿作用强大,主要用于其他利尿药无效的心、肝、肾源性严重水肿。因易引起电解质和水的紊乱,对一般水肿不宜常规使用。

2.急性肺水肿和脑水肿　对于急性肺水肿,通过其高效利尿和扩张血管作用,减少回心血量,降低左心负荷,静脉注射20~40 mg后能迅速缓解症状。对于脑水肿,因其高效利尿作用,可使血液浓缩,血浆渗透压升高,从而使脑组织脱水,降低颅内压,迅速减轻脑水肿。

3.防治急、慢性肾衰竭　对于少尿期患者,静脉注射大量呋塞米不仅能降低肾血管阻力,增加肾血流量,改善肾脏缺血。而且其强大的利尿作用,可使尿量增加,冲洗肾小管,从而防止肾小管的萎缩和坏死,起到保护肾脏的作用。临床上可用于急性肾衰竭早期的防治,也可用于甘露醇无效的少尿患者,但禁用于无尿的肾衰竭患者。

4.加速毒物排出　配合10%葡萄糖输液,强行利尿,可促进药物从尿中排出,主要用于苯巴比妥、水杨酸类等药物中毒的解救。

5.其他 口服或静脉注射均可降低血压,但一般不作降压药使用,仅用于伴有肺水肿或肾衰竭的高血压及高血压危象时的辅助治疗;也可用于高钾血症和高钙血症的治疗。

【不良反应】

1.水和电解质紊乱 用药过量或连续应用时,因过度利尿而引起低血容量、低血钾、低血钠及低血氯性碱中毒。其中以低钾血症最为常见,应注意补钾或加服保钾利尿药,对晚期肝硬化腹水患者,可因血钾过低诱发肝性脑病,故肝硬化腹水患者应慎用或禁用。

2.耳毒性 大剂量呋塞米快速静脉注射可引起眩晕、耳鸣、听力下降,多为暂时性,少数为不可逆性,肾功能减退者尤易发生。

3.胃肠道反应 可见恶心、呕吐、上腹部不适等症状,重者可引起胃肠出血。

4.其他 抑制尿酸排泄,可导致高尿酸血症而诱发痛风;少数患者可引起粒细胞减少、血小板减少;也可发生过敏反应,表现为皮疹、嗜酸性粒细胞增多、间质性肾炎等;久用尚可引起高血糖、高血脂等。

【注意事项】

糖尿病、高脂血症、冠心病患者及早孕妇女慎用;避免与氨基糖苷类、头孢菌素类、两性霉素 B 等合用,以免增加耳毒性和肾毒性。

去甲肾上腺素

去甲肾上腺素是去甲肾上腺素能神经末梢释放的主要递质,口服无吸收作用,皮下或肌内注射因血管收缩剧烈,吸收少且易造成局部缺血性坏死。静脉注射因被消除而作用短暂,因此常用静脉滴注给药以维持有效血药浓度,发挥疗效。

【药理作用】

主要激动 α 受体,对 $β_1$ 受体作用较弱,对 $β_2$ 受体几乎无作用。

1.对血管的作用 通过激动血管 $α_1$ 受体,除冠状血管外,几乎全身小动脉、小静脉收缩,其中皮肤黏膜血管收缩最为明显,其次为肾血管。此外,脑、肝、肠系膜及骨骼肌血管也呈收缩反应。但因心脏兴奋,其代谢产物如腺苷增加,加之心排出量也增加,冠脉血流量增加,使得冠脉血管扩张。

2.对心脏的作用 通过激动心脏 $β_1$ 受体,使心脏兴奋,此时心肌收缩力增加,心率加快,传导加快,心排出量也增加。但整体情况下,由于血压急剧升高,可反射性引起心率减慢。

3.对血压的作用 小剂量静脉滴注,由于可以兴奋心脏,心输出量增加,收缩压升高,此时血管收缩不剧烈,舒张压升高不多,因此脉压增大;当较大剂量时,由于血管收缩剧烈,外周阻力明显升高,因此收缩压、舒张压均明显升高。

【临床应用】

1.抗休克和低血压 目前仅限于神经源性休克早期以及药物中毒引起的低血压。本药不可长时间或大剂量进行使用,以免由于血管强烈收缩而加重微循环障碍。

2.治疗上消化道出血　将去甲肾上腺素 8 mg 加入 150 mL 生理盐水稀释后口服,可使食管或胃黏膜血管收缩而产生局部止血效应。

【不良反应】

1.局部组织缺血坏死　静脉滴注浓度过高或时间过长,或出现药液外漏均可使局部血管强烈收缩引起组织缺血坏死。因此给药后要注意观察给药部位有无苍白、水肿等表现,一旦出现应及时更换注射部位,进行局部热敷,或用酚妥拉明进行局部浸润注射,使血管扩张。

2.急性肾衰竭　用药时间过长或剂量过大,可使肾血管剧烈收缩,肾组织血流量急剧减少,出现少尿、无尿等急性肾衰竭表现。因此在用药过程中应严格控制静脉滴注的速度,检测尿量、血压、末梢循环状况等。

【注意事项】

高血压、动脉硬化、器质性心脏病患者禁用。

高渗葡萄糖

临床上常用其 50% 高渗溶液作为脱水药使用,静脉注射后可产生脱水和渗透性利尿作用,可用于治疗脑水肿和急性肺水肿。但由于部分葡萄糖可从血管扩散到组织中,易被代谢,因此作用较弱且持续时间较短。在单独用于脑水肿时,由于葡萄糖携带水分可进入到脑组织中,而使颅内压升高甚至超过用药前水平,造成反跳现象,因此,常与甘露醇交替使用来巩固疗效。

【知识拓展】

水肿

水肿(edema)是指人体组织间隙有过多的液体积聚使组织肿胀,可分为全身性水肿与局部性水肿。当液体在体内组织间隙呈弥漫性分布时呈全身性水肿(常为凹陷性);液体积聚在局部组织间隙时呈局部水肿;发生于体腔内称积液,如胸腔积液、腹腔积液、心包积液。一般情况下,水肿这一术语,不包括内脏器官局部的水肿,如脑水肿、肺水肿等。

水肿的临床表现与水肿的分布范围、严重程度以及受累的组织或器官有关。

1.水肿的一般表现　全身性水肿时体重增加,水肿时体重的变化较敏感,可较好地反映细胞外液的变化。因此,动态地测量体重的变化是观察和诊断水肿消长的最有价值的指标,它比临床上观察皮肤凹陷体征要敏感得多。水肿时还可出现受累部位活动受限和穿鞋、穿衣感觉胀紧等。

2.水肿的特殊表现　心性水肿首先出现在身体的低垂部位,如站立时下肢尤其是足踝部最早出现水肿且明显,而在卧位时以骶骨部和臀部最明显。其发生机制主要与重力作用有关,毛细血管静水压易受重力的影响,距心脏水平面向下垂直距离越远的部位,外周静脉压和毛细血管静水压越高,越有利于组织间液积聚。肾性水肿时水肿先出现在面部,眼部尤其明显。

3.水肿时的皮肤表现　皮下水肿是全身或躯体局部水肿的重要特征。当皮下组织有过多的液体积聚时,可出现皮肤肿胀、皱纹变浅和弹性差等,这时用手指按压骨骼突出处时可留下凹陷,称为凹陷性水肿,又称为显性水肿。出现凹陷性水肿说明水肿已经比较严重。

二、实验部分

【目的】

1.掌握膀胱插管技术,学习尿量的记录和测量方法。

2.熟悉尿生成的生理学基础和呋塞米、去甲肾上腺素、高渗葡萄糖、垂体后叶素的作用。

3.了解水肿的类型和表现。

4.观察药物对家兔尿生成的影响,并分析其作用机制;熟练规范的进行家兔耳缘静脉注射。

5.培养学生在实验过程中树立严谨、仁爱的医护精神。

【原理】

能影响到尿生成过程的因素都可以影响到尿量的变化。

1.利尿药通过作用于肾单位的不同部位,通过抑制肾小管电解质的重吸收过程,从而减少水的重吸收而产生利尿作用。本实验所用的呋塞米是高效利尿药,其主要作用部位在髓袢升支粗段,能抑制髓袢升支粗段上皮细胞管腔膜的载体转运功能,使其对 Na^+ 和 Cl^- 的重吸收受到抑制,产生强大的利尿作用。

2.静脉注射50%葡萄糖溶液后,家兔体内的血糖浓度快速上升超出近曲小管对葡萄糖的重吸收限度,即注射的葡萄糖已超过肾糖阈,使肾小管液中的溶质浓度增加,渗透压升高,阻碍了近曲小管对水的重吸收而引起渗透性利尿,从而导致家兔尿量增加。

3.静脉注射0.01%去甲肾上腺素,去甲肾上腺素主要激动血管α受体,产生强大的收缩血管的作用,使家兔血管收缩,外周阻力增大,血压升高;同时肾脏血管也出现收缩效应,肾脏血流量减少,从而使肾小球毛细血管血压降低,有效滤过压降低,肾小球滤过率降低,尿生成减少,尿量减少。

4.静脉注射大剂量生理盐水后,血浆蛋白被稀释,血浆胶体渗透压下降,使肾小球有效滤过压增加,肾小球有效滤过率增加,尿生成增多;另一方面肾血浆流量增加,肾小球滤过率增加,引起尿量增加。

5.静脉注射垂体后叶素2单位,垂体后叶素包括催产素和抗利尿激素(ADH),ADH可提高远曲小管和集合管上皮细胞对水的通透性,促进水的重吸收,使尿液浓缩,尿量减少。

6.电刺激右侧迷走神经,可使迷走神经兴奋,心脏抑制,心输出量减少,血压下降,肾小球毛细血管压降低,从而肾小球有效滤过压下降,导致尿生成量减少。

【对象】

家兔(体重2 kg左右)。

【材料】

1.器材　家兔手术器械一套、止血钳、玻璃分针、兔手术台、动脉插管、膀胱插管、注射器及针头、医用纱布、微机生物信号采集处理系统、压力换能器、棉线、婴儿秤。

2.药品　20%乌拉坦、生理盐水、50%葡萄糖溶液、0.01%去甲肾上腺素、0.1%呋塞米。

【步骤】

1.称重　取家兔一只,观察其一般活动,称重并记录。

2.麻醉　对家兔给予耳缘静脉注射20%乌拉坦进行麻醉,剂量为5 mL/kg,待家兔麻醉后,将其仰卧固定于兔手术台上,将家兔颈部及腹部手术部位剪毛。

3.颈部手术　将家兔颈部进行切口,逐层分离家兔颈部皮肤、皮下组织,钝性分离肌肉层,充分暴露气管,分离左侧颈总动脉并进行动脉插管,用棉签清理创面中血液,并连接仪器记录家兔动脉血压;分离右侧迷走神经,穿线备用。手术完毕后用温生理盐水纱布覆盖切口,以保护创面。

4.腹部手术　在家兔耻骨联合上缘沿腹中线作5 cm左右剪口,用浸湿生理盐水的纱布衬垫,将膀胱翻至体外,在膀胱底部找到两侧输尿管,辨认清楚输尿管的解剖部位,用止血钳提起膀胱前壁,选择血管较少处,纵向剪一小口,插入膀胱插管后,用一棉线将膀胱壁结扎在插管的颈部处,尿液流出,膀胱缩小,当膀胱内储尿量减至最少后,膀胱外翻,在膀胱颈部穿线并进行结扎,以阻断膀胱同尿道的通路,结扎尿道。插管的引流管出口处低于膀胱,平放于耻骨处,引流管自然下垂,用培养皿盛接由引流管流出的尿液,手术完成后用温生理盐水纱布覆盖切口,以保护创面。

5.实验装置连接完毕后,观察家兔血压变化,并进行以下实验。

(1)静脉注射生理盐水10 mL/kg。

(2)静脉注射50%葡萄糖溶液2 mL/kg。

(3)静脉注射0.01%去甲肾上腺素0.3 mL。

(4)静脉注射0.1%呋塞米2 mL/kg。

(5)静脉注射垂体后叶素2单位。

分别记录给药前每分钟尿滴数以及给药后 5 分钟尿滴数。

（6）切断右侧迷走神经，用阈上刺激连续刺激其外周端，观察血压和尿量变化，记录刺激前每分钟尿滴数以及刺激后 5 分钟尿滴数，将实验结果记录于表 3-2-1 中。

【结果】

表 3-2-1　药物对尿生成的影响实验结果

小白鼠号	实验前	实验后
生理盐水		
50%葡萄糖溶液		
0.01%去甲肾上腺素		
0.1%呋塞米		
垂体后叶素		
刺激右侧迷走神经		

【注意事项】

1.注意家兔正确的捉持方式以及耳缘静脉给药方法，由于要进行多次注射，注意保护家兔耳缘静脉，先从远端处进行。

2.在麻醉过程中注意先快后慢原则，注意观察家兔的呼吸频率、心率、角膜反射、肌肉紧张度等，避免麻醉不足或过量。

3.每项实验均应在前一实验效应基本消失、尿量基本稳定后再进行下一个实验项目。

【病例讨论】

患者，男，62 岁，退休工人，患有心力衰竭及肾功能不全，最近偶感小便异常，到医院检查后发现伴有尿路感染，就诊后医生开具处方如下。

1.呋塞米注射液 20 mg

5%葡萄糖氯化钠注射液

Sig.　iv.gtt.　q.d.

2.硫酸庆大霉素注射液 8 万 U×6 支

Sig.　8 万 U　im.　b.i.d

问题：

1.本病例使用呋塞米和庆大霉素联用是否合适？为什么？

2.庆大霉素属于哪类抗生素？并简述此类抗生素不良反应。

【思考题】

1. 简述呋塞米的利尿作用部位及作用机制。
2. 呋塞米的临床用途有哪些?
3. 简述脱水药的作用和用途。
4. 去甲肾上腺素的不良反应有哪些?

(郑雁)

任务三 药物对血压的影响

一、导学部分

肾上腺素

【体内过程】

肾上腺素是肾上腺髓质嗜铬细胞分泌的一种主要激素。现用肾上腺素是从家畜肾上腺中提取或人工合成的，性质不稳定，在酸性溶液中较稳定。口服给药使胃黏膜血管收缩，又易被碱性肠液破坏，达不到有效血药浓度，故口服无效。皮下注射因局部血管收缩，吸收缓慢，作用时间较长，约 1 小时左右。肌内注射吸收较快，作用维持时间 20~30 分钟。静脉注射起效快，但作用时间短。不易进入中枢神经系统，可通过胎盘屏障。

【药理作用】

肾上腺素是 α、β 受体激动药，对 α、β 受体都有强大的激动作用。主要表现为以下几个方面。

1. 对心脏的影响　肾上腺素可直接激动心肌、窦房结和传导系统的 $β_1$ 受体，引起心脏强烈兴奋，表现为正性作用，即心肌收缩力加强，传导加快，心率加快，心排血量增加；也能激动 $β_2$ 受体，舒张冠状血管，增加心肌血液供应，是强效心脏兴奋药。但同时由于心肌耗氧量的增加，过量或静脉给药速度过快，可引起心律失常，出现期前收缩、心动过速，甚至发生心室纤颤。

2. 对血管的影响　肾上腺素可激动血管平滑肌的 $α_1$ 受体和 $β_2$ 受体，对血管产生双重作用。以 $α_1$ 受体作用占优势，皮肤黏膜血管、腹腔内脏血管收缩；以 $β_2$ 受体作用占优势，骨骼肌血管和冠脉血管舒张。

3. 对血压的影响　不同剂量的肾上腺素对血压的影响不同：低浓度的肾上腺素能激动 $β_1$ 受体，能增加心排血量，使收缩压增高；激动 $β_2$ 受体，骨骼肌血管的舒张抵消或超过皮肤黏膜及内脏血管的收缩，使舒张压不变或下降，脉压加大。较大剂量或静脉快速注射肾上腺素时，α 受体激动作用占优势，血管收缩超过血管舒张，外周阻力增加，收缩压和舒张压均升高，但整体上使血压升高。

4.对支气管的影响 肾上腺素能激动支气管平滑肌的 $β_2$ 受体,产生强大的舒张作用,尤以痉挛状态时舒张作用明显。肾上腺素还可激动支气管黏膜血管的 $α_1$ 受体,产生缩血管作用,降低血管通透性,减轻黏膜水肿和充血。此外肾上腺素能抑制肥大细胞释放组胺、白三烯等过敏物质。

5.对代谢的影响 肾上腺素能明显提高机体代谢率和耗氧量,促进糖原、脂肪分解,使血糖升高,但极少出现糖尿,使血中游离脂肪酸含量升高。

【临床应用】

1.抢救心脏骤停 静脉注射肾上腺素可用于因麻醉、手术意外、溺水、急性传染病、药物中毒和心脏高度传导阻滞等引起的心脏骤停。同时需进行有效的人工呼吸和心脏按压。对电击所致心脏骤停,可配合除颤器或利多卡因等进行抢救。

2.抗过敏性休克 肾上腺素是抢救过敏性休克的首选药物。由于其兴奋心脏、收缩血管、消除黏膜水肿、松弛支气管平滑肌、抑制过敏物质释放以及升压等作用,可快速缓解过敏性休克的症状。一般采用皮下或肌内注射,必要时也可用生理盐水稀释后缓慢静脉注射。

3.控制支气管哮喘 一般皮下或肌内注射肾上腺素可用于控制支气管哮喘急性发作,起效快,但维持作用时间较短。

4.与局麻药合用 一般在每 100 mL 局部麻醉药中加入 1 g/L 肾上腺素 0.2~0.4 mL,可使注射部位血管收缩,延缓局麻药的吸收,延长局麻作用时间,且减少中毒的发生率。

5.局部止血 鼻黏膜或牙龈出血时,可用浸有 0.1% 溶液的棉球或纱布填塞局部而止血。

【不良反应及注意事项】

一般剂量可引起心悸、不安、头痛等症状。剂量过大或静脉注射速度过快,可产生剧烈的搏动性头痛,血压剧增,有诱发脑出血的危险,亦可引起心律失常,甚至心室纤颤。因此,在使用过程中应严格掌握剂量,密切观察患者给药后的情况变化。

【禁忌证】

器质性心脏病、高血压、脑动脉硬化、甲状腺功能亢进和糖尿病患者禁用。

去甲肾上腺素

【体内过程】

去甲肾上腺素是去甲肾上腺素能神经末梢释放的主要递质,为人工合成药品。其性质不稳定,口服易被碱性肠液破坏,故口服无效。皮下或肌内注射,因血管收缩强烈,吸收很少,且易产生局部组织坏死。静脉注射因迅速被消除而作用短暂,故临床上一般采用静脉滴注法给药,以维持有效血药浓度。

【药理作用】

去甲肾上腺素为 α 受体激动药,主要激动 α 受体,对 $β_1$ 受体作用较弱,对 $β_2$ 受体几乎无作用。

1.兴奋心脏　可激动心脏的 $β_1$ 受体,产生正性作用,表现为心肌收缩力加强,心率加快,传导加快,心排出量增加。在整体情况下,因小动脉收缩,总外周阻力升高,血压剧增,可反射性引起心率减慢。

2.血管　可使全身小动脉和小静脉均出现强烈收缩。其中皮肤黏膜血管收缩最明显,其次为肾血管。肠系膜血管、肝血管和骨骼肌血管收缩作用较弱。其兴奋心脏,冠状血管舒张。

3.血压　小剂量静脉滴注时,因心脏兴奋、心排血量增加、收缩压升高,但血管收缩不明显,故舒张压升高不多,而脉压加大。较大剂量时,血管收缩强烈,外周阻力增大,收缩压、舒张压均升高,脉压变小。

【临床应用】

1.抗休克和低血压　目前仅限于治疗早期神经源性休克以及药物中毒引起的低血压。静脉滴注去甲肾上腺素,使收缩压维持在 12 kPa(90 mmHg)左右,以保证心、脑等重要器官的血流供应。但要注意,长时间或大剂量使用本药,血管强烈收缩会加重微循环障碍。因此,一般将去甲肾上腺素与 α 受体拮抗药酚妥拉明合用,减弱其缩血管作用,保留其激动心脏 $β_1$ 受体的作用而抗休克。

2.治疗上消化道出血　用去甲肾上腺素 8 mg 加入冰生理盐水 150 mL,分次口服,使上消化道黏膜血管强烈收缩,产生局部止血作用。

【不良反应及注意事项】

1.局部组织缺血坏死　静脉滴注浓度过高、时间过长或药液外漏,均可使局部血管强烈收缩,导致组织的缺血坏死。因此,在临床使用过程中,静滴浓度、时间都要严格控制,药液不得外漏,且密切观察给药部位,一旦出现皮肤苍白和疼痛,应立即更换注射部位,必要时用阻断药酚妥拉明或普鲁卡因局部浸润注射,使血管扩张。

2.急性肾衰竭　剂量过大或用药时间过长均可引起血管收缩,肾血流量急剧减少,产生少尿、无尿等急性肾衰竭表现。因此,用药期间应密切监测患者尿量,至少保持在 25 mL/h 以上,否则立即减量或停药。

【禁忌证】

高血压、动脉硬化症、器质性心脏病患者禁用。

异丙肾上腺素

【体内过程】

口服无效,舌下含化或气雾吸入均能迅速吸收。在体内主要被 COMT 破坏,作用维

持时间较肾上腺素略长。

【药理作用】

异丙肾上腺素是β受体激动药,对$β_1$受体和$β_2$受体均有强大的激动作用。

1.兴奋心脏　能激动心脏$β_1$受体,产生正性作用,表现为心肌收缩力增强,心率加快,传导加快,心排血量增多,心肌耗氧量增加。与肾上腺素相比,异丙肾上腺素对正位起搏点窦房结的作用强,过量也可导致心律失常,但较少产生心室颤动。

2.对血管与血压的影响　可激动血管的$β_2$受体,使$β_2$受体作用占优势,骨骼肌血管明显舒张,总外周阻力降低。小剂量静脉滴注,收缩压升高,舒张压下降,脉压增大;大剂量静脉注射时血压明显降低。

3.对支气管的影响　可激动支气管平滑肌$β_2$受体,松弛支气管平滑肌,解除支气管痉挛,作用比肾上腺素强。也可激动肥大细胞膜上$β_2$受体、抑制过敏物质释放;但无收缩支气管黏膜血管和消除支气管黏膜水肿作用。

4.影响代谢　能促进糖原和脂肪分解,增加组织耗氧量。

【临床应用】

1.控制支气管哮喘发作　舌下或气雾吸入异丙肾上腺素,可迅速控制哮喘急性发作,疗效快而强,但持续时间短。

2.治疗房室传导阻滞　舌下含化或静脉滴注异丙肾上腺素,可治疗Ⅱ度、Ⅲ度房室传导阻滞。

3.抢救心搏骤停　抢救因心室自身节律缓慢、高度房室传导阻滞或窦房结功能衰竭而引起的心搏骤停。

4.休克　可用于中心静脉压高、心输出量低的感染性休克,但目前少用。

【不良反应及注意事项】

治疗哮喘时气雾吸入剂量过大或过于频繁可出现心悸、室性心动过速或室颤等心律失常。长期反复使用,会出现耐受性。故因严格控制剂量,密切关注患者给药后情况变化。

【禁忌证】

冠心病、心肌炎和甲亢等患者禁用。

酚妥拉明

【体内过程】

口服给药生物利用度低,其作用仅为注射给药的1/5,故临床常采用肌内注射或静脉给药,体内代谢较快,大多以无活性代谢产物的形式自尿中排出,$t_{1/2}$约1.5 h。肌内注射作用维持30~45 min。

【药理作用】

1. 血管与血压　静脉注射酚妥拉明,使血管舒张,外周阻力降低,血压降低。其主要机制是可以直接舒张血管平滑肌及阻断 α_1 受体。

2. 兴奋心脏　酚妥拉明对心脏有兴奋作用,表现为心肌收缩力加强,心率加快,心输出量增加。这种作用主要是由于血管的舒张,血压下降,反射性兴奋心脏引起的。

3. 其他　其拟胆碱作用使胃肠平滑肌兴奋;拟组胺样作用使胃酸分泌增加、皮肤潮红等。

【临床应用】

1. 治疗外周血管痉挛性疾病　治疗肢端动脉痉挛性疾病、血栓闭塞性脉管炎有明显疗效。

2. 治疗组织缺血坏死　皮下浸润注射酚妥拉明可用于对抗静脉滴注去甲肾上腺素发生外漏导致的组织缺血坏死。

3. 抗休克　本药能使毛细血管扩张,解除小血管痉挛,改善微循环;又可加强心肌收缩力,增加心排血量,有利于休克的纠正。但需注意在给药前必须补足血容量,避免血压下降。

4. 治疗嗜铬细胞瘤　用于嗜铬细胞瘤所致高血压危象及手术前治疗,还可用于嗜铬细胞瘤的鉴别诊断。

5. 顽固性充血性心力衰竭　酚妥拉明可扩张小动脉,降低外周阻力,使心脏后负荷明显降低,改善心脏泵血功能;也可扩张小静脉,减少回心血量,使左室舒张末期压力和肺动脉压下降,消除肺水肿,缓解心衰的症状。

【不良反应及注意事项】

1. 消化道反应　可致恶心、呕吐、腹痛、腹泻、胃酸增多等消化道症状,可诱发溃疡病。消化性溃疡患者禁用。

2. 心血管反应　静脉给药剂量过大可引起心动过速等,也可致心绞痛、直立性低血压等。故冠心病患者慎用。故用药时应缓慢注射或静脉滴注,密切关注患者用药后的血压、脉搏变化。

普萘洛尔

普萘洛尔口服吸收完全,达 70% 左右,首过效应明显,故生物利用度仅为 30%,与血浆蛋白结合率为 90%,脂溶性大,易通过血脑屏障和胎盘屏障,也可分泌于乳汁中。主要在肝脏代谢,其代谢产物 90% 以上经肾排泄。

【药理作用和临床应用】

普萘洛尔为典型的 β 受体阻断药,对 β_1、β_2 受体无选择性,其膜稳定作用较强,但无内在拟交感活性。普萘洛尔可阻断心脏的 β_1 受体,使心肌收缩力减弱,高血压患者血压下降,并收缩支气管平滑肌,增加呼吸道阻力。

临床上常用于治疗心衰、心律失常、心绞痛、高血压等心血管系统疾病以及甲状腺功能亢进辅助治疗,也可用于治疗焦虑症、肌颤动、肝硬化导致的上消化道出血及预防偏头痛等。

【不良反应】

一般不良反应为恶心、呕吐、轻度腹泻、便秘以及疲乏、失眠等,停药后自行消失。严重不良反应可见急性心力衰竭、房室传导阻滞、诱发支气管哮喘以及引起雷诺病。但需注意的是,长期应用突然停药,可引起反跳现象。

【禁忌证】

心功能不全、窦性心动过缓、房室传导阻滞及支气管哮喘等患者禁用;肝功能不全患者慎用。

【知识拓展】

高血压

高血压是一种常见的心血管系统疾病,也是对人类威胁最大的疾病之一。高血压分为原发性高血压和继发性高血压两种类型。世界卫生组织/国际高血压学会制订了 WHO/ISH1999 高血压指南(第 4 次修订版),明确了诊断高血压的标准:成年人(大于 18 岁)收缩压≥140 mmHg 和/或舒张压≥90 mmHg 为高血压,(130~139)/(85~89)mmHg 为正常高值,小于 130/85 mmHg 为正常血压,而小于 120/80 mmHg 为理想血压。

高血压病因尚不明确,常见的因素如下:①年龄,随年龄增长发病率有增高的趋势,其中 40 岁以上者发病率较高;②食盐,摄入食盐多者,高血压发病率高;③体重,肥胖者发病率高;④遗传,大约半数高血压患者有家族史;⑤环境与职业,有噪声的工作环境、过度紧张的脑力劳动均易发生高血压,城市中的高血压发病率高于农村。

总之,高血压的发生、发展与高级神经大脑皮质活动障碍密切相关,除过度的脑力劳动或精神紧张之外,种种的心理因素,如:心理不平衡、过度紧迫感、情绪不稳定、容易激动等,均为引起本病发生的主要原因。此外,遗传、肥胖、寒冷、摄取过多食盐及动物食品也是造成此病发生的不可忽视的因素。

二、实验部分

【目的】

1.掌握肾上腺素、去甲肾上腺素、异丙肾上腺素、酚妥拉明、普萘洛尔对血压的影响和机制。

2.熟悉肾上腺素、去甲肾上腺素、异丙肾上腺素、酚妥拉明、普萘洛尔的其他药理作用和临床应用。

3.了解高血压的发生机制和治疗方法。

4.观察并记录肾上腺素、去甲肾上腺素、异丙肾上腺素、酚妥拉明、普萘洛尔对家兔血压的影响。

5.培养学生理论联系实际的思维能力和动手实践能力。

【原理】

肾上腺素是 α、β 受体激动药，小剂量使心肌收缩力增强，心率和心排出量增加，皮肤、黏膜、内脏等血管收缩，均可使收缩压和舒张压升高。但同时舒张骨骼肌血管，使舒张压不变或降低。大剂量肾上腺素除兴奋心脏 $β_1$ 受体外，还可使血管 α 受体兴奋作用占优势，使外周阻力显著增高，引起收缩压和舒张压均升高。整体血压升高。

去甲肾上腺素可激动心脏 $β_1$ 受体，使心率加快，心肌收缩力增强；还可激动血管 α 受体，使外周血管收缩，外周阻力增加，两者均使收缩压和舒张压都升高。

异丙肾上腺素是 β 受体激动药，通过激动血管平滑肌上的 $β_2$ 受体使骨骼肌血管舒张，并与心脏上的 $β_1$ 受体结合，使心率加快，心肌收缩力加强，但以前者作用为主，所以表现为血压的下降。

酚妥拉明是 α 受体阻断药，注射酚妥拉明后再注射肾上腺素，$β_2$ 受体作用占优势，表现为外周阻力下降，翻转了肾上腺素的升压作用；注射去甲肾上腺素后，α 受体作用减弱或被取消，使外周阻力增大或不变，从而血压升高或不变；注射异丙肾上腺素后，激动 $β_2$ 受体，血管舒张，外周阻力减小，血压下降。

普萘洛尔是 β 受体阻断药，能阻断 $β_1$ 受体，使心率下降，心肌收缩力降低，冠状动脉流量减小，心输出量减小，并且通过阻断肾 $β_1$ 受体肾素释放减少，使血管舒张，外周阻力下降，从而使血压降低。注射肾上腺素后，α 作用占优势，使外周阻力增大，血压升高；注射去甲肾上腺素后，α 作用被激活，血管收缩，引起血压升高；而异丙肾上腺素的 β 受体激动作用被普萘洛尔阻断，扩血管作用被抵消，血压下降。

【对象】

家兔。

【材料】

1.器材　兔台、三通管、手术器械一套、注射器、BL-420 生物功能实验系统。

2.药品　20%乌拉坦溶液、0.2%肝素生理盐水溶液、0.01%肾上腺素溶液、0.01%去甲肾上腺素溶液、0.005%异丙肾上腺素溶液、酚妥拉明、普萘洛尔、生理盐水。

【步骤】

1.动物麻醉　取家兔一只，称重。按 5 mL/kg 体重给药，采用耳缘静脉注射 20%乌拉坦溶液进行麻醉，在给药过程中时刻注意观察家兔的呼吸及血压变化。待家兔麻醉后，将其置于兔台上进行固定。

2.气管插管　将家兔颈正中部兔毛剪去,纵行切开5~7 cm的切口,分离暴露气管,在气管上剪一倒T形切口,双线结扎固定气管插管。

3.颈动脉插管　在气管的一侧分离出颈总动脉,用丝线结扎远心端,用动脉夹夹住近心端,在线结与动脉夹之间剪一斜形切口,沿向心方向插入充满0.2%肝素溶液的与三通管相连的动脉套管,用丝线结扎固定。

4.肝素化　耳缘静脉注入0.2%肝素生理盐水溶液2 mL/只,以防止凝血。

5.描记正常血压　将动脉插管与换能器相连,其输出端连接到计算机上。除去动脉夹,打开换能器三通上的开关,观察血压正常波动曲线。

6.给药　描记一段正常的血压曲线后,耳缘静脉缓慢注射下列各药,观察血压曲线有何变化。

(1)观察拟肾上腺素药物的作用。

1)肾上腺素 10 μg/kg(0.01%,0.1 mL/kg)。

2)去甲肾上腺素 2.5 μg/kg(0.01%,0.1 mL/kg)。

3)异丙肾上腺素 2.5 μg/kg(0.005%,0.05 mL/kg)。

(2)观察注射酚妥拉明后对拟肾上腺素药物作用的影响。

给予酚妥拉明溶液(1%,0.5 mL/kg)5 min后,给予与(1)中1)项下相同剂量的肾上腺素、去甲肾上腺素、异丙肾上腺素,观察用药后血压变化。

(3)观察注射普萘洛尔后对拟肾上腺素药物作用的影响。

给予普萘洛尔溶液 0.5 mL/kg 5 min后,给予与(1)中1)项下同等剂量的肾上腺素、去甲肾上腺素、异丙肾上腺素,观察用药后血压变化,将结果记录于表3-3-1中。

【结果】

表3-3-1　各药物对家兔血压的影响

项目编号	先注射药物	后注射药物	血压变化	
			给药前	给药后
1	无	肾上腺素		
2	无	去甲肾上腺素		
3	无	异丙肾上腺素		
4	酚妥拉明	肾上腺素		
5	酚妥拉明	去甲肾上腺素		
6	酚妥拉明	异丙肾上腺素		
7	普萘洛尔	肾上腺素		
8	普萘洛尔	去甲肾上腺素		
9	普萘洛尔	异丙肾上腺素		

【注意事项】
1. 麻醉时要密切观察家兔的呼吸及血压变化。
2. 每进行一个项目,应用生理盐水迅速将头皮针内的残存药液冲入体内。
3. 每观察一个项目,必须待血压恢复正常后,才能进行下一个实验项目。
4. 给阻断药后,应尽快注入激动剂。

【讨论】
结合作用机制分析各药物对血压有何影响?

【病例讨论】
刘先生近期由于工作压力较大,常常出现头晕头痛、眼花耳鸣、失眠、乏力、注意力不集中等症状。为此刘先生去求医,发现血压为 170/110 mmHg,医生给其开了一些抗高血压的药物。

讨论:
1. 刘先生是哪种类型的高血压?
2. 治疗高血压的药物有哪些?代表药有哪些?
3. 刘先生除了服用药物外,生活中还应注意些什么?

【思考题】
1. 简述肾上腺素、去甲肾上腺素、异丙肾上腺素对血压的作用机制。
2. 给予酚妥拉明后,再给予肾上腺素、去甲肾上腺素、异丙肾上腺素,对血压的影响如何?
3. 给予普萘洛尔后,再给予肾上腺素、去甲肾上腺素、异丙肾上腺素,对血压的影响如何?
4. 简述普萘洛尔的药理作用和临床应用。

(王改利)

任务四 药物对凝血时间的影响

一、导学部分

肝素

肝素(heparin)是 Melean 在 1916 年首次从肝内发现,由此而得名。药用肝素主要是从猪的小肠黏膜或牛的肺脏中提取的,是一种黏藻酸双酯钠,其中硫酸根约占 40%,因此带有大量负电荷,呈强酸性。

【体内过程】

肝素属于带大量负电荷的大分子物质,不易透过细胞膜,因此口服无效。肌内注射易引起血肿;皮下注射血药浓度低,吸收缓慢,因此常选用其静脉给药。肝素静脉注射起效快。主要经肝代谢,少部分可经肾脏排泄。

【药理作用】

1.抗凝作用　肝素在体内、外均具有强大的抗凝作用。静脉注射后 10 分钟起效,作用维持时间 3~4 小时。肝素的抗凝血机制主要是通过增强抗凝血酶Ⅲ(AT-Ⅲ)的活性而实现的。AT-Ⅲ是体内作用缓慢的一种生理性抗凝物质,可以使Ⅻa、Ⅺa、Ⅹa、Ⅸa 等丝氨酸为活性中心的凝血因子失去活性而呈现作用。肝素与 AT-Ⅲ的碱性赖氨酸残基结合,生成肝素-ATⅢ复合物,AT-Ⅲ赖氨酸反应中心构象发生变化,加速其抗凝作用。

2.降血脂作用　肝素可促进血管内皮细胞释放脂蛋白脂酶,加快血液中乳糜微粒和低密度脂蛋白的水解,使血脂降低。一般无重要临床意义。

3.其他作用　如抗炎、抗感染、降低血黏度等。

【临床应用】

1.防治血栓栓塞性疾病　主要用于防治血栓的形成和栓塞,如肺血栓、脑栓塞、心肌梗死及深静脉血栓等,防止血栓的形成和扩大。但需注意对已形成的血栓无溶解作用。

2.治疗弥漫性血管内凝血(DIC)　DIC 在早期应用肝素能避免纤维蛋白原和凝血因子的耗竭,可防止继发性出血出现。

3.体外抗凝　可用于微血管手术、心导管检查、血液透析及体外循环等体外抗凝。

【不良反应及注意事项】

1.肝素过量可致自发性出血,是其最常见的不良反应。常表现为黏膜出血、关节积血、伤口出血等。一般轻度出血,停药即可恢复。如果出现严重出血,此时可立即缓慢静脉注射肝素特异性拮抗剂鱼精蛋白,鱼精蛋白为碱性物质可与肝素形成稳定复合物而使肝素抗凝血作用失活。一般使用鱼精蛋白 1 mg 可中和 100 U 肝素,但需注意对鱼精蛋白过敏者慎用。也可通过补充凝血因子或输全血及血浆来对抗。

2.肝素偶有过敏反应,如出现寒战、发热、荨麻疹、哮喘等。一旦发生,立即停药,并采取对应抗过敏治疗。

3.使用肝素期间要定期监测凝血时间、凝血酶原时间、血小板数量,并观察皮肤及黏膜(口腔、鼻腔、消化道、泌尿道)有无出血及尿、便颜色。

【禁忌证】

肝素过敏者、血友病、肝肾功能不全、胃十二指肠溃疡、脑出血、严重高血压、先兆流产、产后、妊娠期妇女、血小板缺乏症、外科手术后等患者禁用。

【药物相互作用】

肝素为酸性物质,与碱性药物合用会减弱或失去其抗凝作用;与阿司匹林、非甾体抗炎药、右旋糖酐、双嘧达莫合用,可增加出血的危险;与肾上腺皮质激素、依他尼酸合用,可致胃肠道出血;与胰岛素或磺酰脲类药物合用,可导致低血糖;静脉同时给予肝素和硝酸甘油,可降低肝素活性;与血管紧张素Ⅰ转化酶抑制剂合用,可引起高血钾。

酚磺乙胺

酚磺乙胺(etamsylate,止血敏)可增加毛细血管的抵抗力,降低其通透性,同时还能增加血小板的数量,从而增强血小板聚集和黏附性,促使凝血活性物质的释放,缩短凝血时间,其作用迅速,维持时间较长。但因其止血作用较弱,在临床上主要用于毛细血管脆性增加所致出血、血小板功能不足等原因引起的出血,也可预防和治疗外科手术出血过多。可与其他类型促凝血药如维生素K、氨甲苯酸合用。偶见过敏反应,严重时出现过敏性休克。

【知识拓展】

血栓形成与血栓栓塞

血栓栓塞性疾病包括血栓形成和栓塞,可以发生在血液循环中的任何一处:如心腔、动脉或者静脉。血栓形成是指血液在某一局部凝固形成血凝块,造成血管部分或完全阻塞的病理过程;而栓塞是形成的血栓脱离原来的位置,并顺血流堵塞其他部位,形成相应组织或器官缺血、缺氧、坏死、水肿等病理过程。

弥漫性血管内凝血

弥漫性血管内凝血是一类获得性的疾病,发生在许多疾病的病理过程中,是以不同原因所致的凝血因子和血小板被激活,凝血酶增加以及广泛微血栓形成病理特征的获得性临床综合征。引起 DIC 的发生有很多原因,其中感染性疾病是最常见的原因,此外,恶性肿瘤也是诱发其发生的主要病因,还有其他如妊娠或分娩并发症、手术、创伤、严重中毒或免疫反应等等。DIC 发生的机制主要是某些促凝物质大量入血,使机体凝血系统被激活,进而引起机体凝血-抗凝血功能平衡紊乱。DIC 的临床表现复杂、多样。DIC 早期往往是一种高凝状态,患者基本无任何临床症状,也可能表现为皮肤或消化道黏膜的微血管血栓,但严重时可以发生血栓栓塞或休克,随后是消耗性低凝期,出现多发部位出血。因此,在治疗上也存在很多争议。

二、实验部分

【目的】

1.掌握测定小鼠凝血时间的方法。

2.熟悉不同药物缩短或延长凝血时间的方法。

3.了解血液的重要性及凝血机制。

4.观察并记录酚磺乙胺、肝素对小鼠凝血时间的影响。

5.培养学生理论联系实际的思维能力和动手实践能力;树立学生的健康意识,对学生进行关爱生命的教育。

【原理】

凝血时间是指从血液流出体外至凝固时所需要的时间,用以检查血凝过程的快慢。酚磺乙胺能促使血小板增生,增强血小板的黏附性和聚集性;促使凝血活性物质释放,凝血时间缩短,加速血块收缩,从而产生促凝血作用。肝素中含有的大量硫酸根离子,使其带大量负电荷,可激活抗凝血酶Ⅲ的活性,使凝血因子Ⅱ、Ⅻ、Ⅺ、Ⅹ、Ⅸ灭活,产生抗凝血作用。

【对象】

小白鼠(体重 20 g 左右)。

【材料】

1.器材　搪瓷缸、1 mL 注射器、5 号针头、细玻管(内径 1 mm)、载玻片、计时器、棉球、玻璃钟罩、大镊子。

2.药品　2.5%酚磺乙胺溶液、50 U/mL 肝素溶液、生理盐水。

【步骤】

1.毛细玻管法 取体重相近的小鼠3只,分别称重标记。

给1号小鼠腹腔注射2.5%酚磺乙胺溶液0.2 mL/10 g。

给2号小鼠腹腔注射50 U/mL肝素溶液0.2 mL/10 g。

给3号小鼠腹腔注射生理盐水0.2 mL/10 g。

30分钟后,用毛细玻管作眼眶内眦穿刺,吸取5 cm血柱,然后每隔30秒折断毛细玻管一小截,检查有无凝血丝。记录从毛细玻管采血到出现凝血丝的时间,即为凝血时间。

2.玻片法 作眼眶内眦穿刺后迅速取血,分别滴两滴血于清洁载玻片的两端,血滴直径5 mm左右。此后,每隔30秒以干燥针头挑动血液一次,直到针头能挑起纤维蛋白丝为止。记录取血至出现纤维蛋白丝的时间,即为凝血时间(取平均值),将结果记录在表3-4-1中。

【结果】

表3-4-1 药物对凝血时间的影响

小鼠号	所用药物	给药方式	给药量	凝血时间(s)	
				毛细玻管法	玻片法
1号					
2号					
3号					

【讨论】

分析酚磺乙胺和肝素对小鼠凝血时间的影响?并分析其作用机制?

【结论】

1.酚磺乙胺可缩短凝血时间,是促凝血药。

2.肝素可延长凝血时间,是抗凝血药。

【注意事项】

1.凝血时间可受环境温度影响,本实验最好在15℃左右的室温下进行。

2.每次针挑血滴时不应从各个方向多次挑动,以免影响纤维蛋白形成。

3.毛细玻管采血后不宜长时间拿在手中,以免体温影响凝血时间。

【病例讨论】

患者,男,25岁,公司职员。肝炎后并发再生障碍性贫血,药物治疗无效,入院后拟作骨髓移植治疗,供髓者为患者胞妹,骨髓移植前一天,给患者作颈静脉切开插管术,插管成功后,导管内注入肝素稀释液5 mL(9 125U)防止凝血,次日早晨6时患者鼻出血,9时整护士执行医嘱,再向导管注入肝素原液 5 mL(62 500 U),上午 10 时开始骨髓移植,在手术前后又各注入肝素原液 5 mL(62 500 U),至下午 3 时,患者头痛,呕吐,随即抽搐,昏迷。鱼精蛋白救治无效死亡,尸检发现:脑膜下弥漫性出血,脑实质出血,脑室出血及心膈面出血。

讨论:
1. 肝素过量致自发性出血的作用机制是什么?
2. 鱼精蛋白救治肝素过量出血的作用机制是什么?
3. 本例在使用肝素治疗过程中,有哪些可以吸取的教训?

【思考题】
1. 肝素在使用过程中为什么会出现自发性出血?
2. 肝素引起的自发性出血,宜使用的抢救药物是什么?
3. 肝素的抗凝血作用机制是什么?
4. 酚磺乙胺和肝素各对凝血时间有何影响?

(王改利)

任务五 胰岛素过量毒性反应及其解救

一、导学部分

胰岛素

天然胰岛素（insulin）由胰岛 B 细胞分泌，是一种由两条多肽链组成的酸性蛋白质，药用胰岛素多从猪、牛胰腺提取，目前可通过 DNA 重组技术人工合成胰岛素。

【药理作用】

胰岛素作用广泛，其影响糖、脂肪及蛋白质的代谢。

1. 降低血糖　促进糖原的合成和贮存，加速葡萄糖的氧化和酵解，同时抑制糖原分解和异生，从而降低血糖。除此之外，胰岛素还可加速葡萄糖的转运，降低血糖。

2. 影响脂肪代谢　促进脂肪合成，抑制脂肪分解，减少游离脂肪酸和酮体的生成，增加脂肪酸和葡萄糖的转运，使其利用率增加。

3. 影响蛋白质代谢　增加氨基酸转运入胞，增加核酸和蛋白质的合成，抑制蛋白质的分解。

4. 促进钾离子转运　在促进葡萄糖进入细胞内时，促进 K^+ 进入细胞，增加细胞内 K^+ 的浓度，降低血钾浓度。

【临床应用】

1. 糖尿病　注射普通胰岛素制剂仍是治疗 1 型糖尿病的最重要药物，且需终身用药，对各型糖尿病均有效。主要用于下列情况：①1 型糖尿病；②2 型糖尿病经饮食控制或用口服降血糖药未使血糖降低至理想水平者；③2 型糖尿病初始治疗时，需要迅速降低血糖至正常水平者；④发生各种严重或急性并发症的糖尿病，如酮症酸中毒及非酮症性高渗性昏迷；⑤糖尿病合并重度感染、消耗性疾病、高热、妊娠、创伤以及手术。

2. 纠正细胞内缺钾　将胰岛素、葡萄糖、氯化钾配置成极化液（GIK），在临床上可促进钾离子内流，纠正细胞内缺钾。

【不良反应】

1. 低血糖　多为胰岛素过量或用药未按时进餐所致，是最严重、最常见的不良反应。

早期表现为饥饿感、出汗、心跳加快、震颤等症状,严重者可引起昏迷、惊厥、休克及脑损伤,甚至死亡。一般轻者可口服糖水或摄食,严重者立即静脉注射50%葡萄糖20~40 mL进行救治。需要注意的是,乙醇能延长并加强胰岛素的降糖作用,β受体阻断药可掩盖低血糖的症状,因此胰岛素应避免与乙醇、β受体阻断药合用。

2.过敏反应　较多见,一般反应轻微,局部过敏仅表现为注射部位及周围出现斑丘疹、瘙痒,全身过敏反应可致荨麻疹、过敏性紫癜,偶可引起过敏性休克。主要原因:①来自动物的胰岛素与人的胰岛素结构差异所致;②制剂纯度较低,杂质所致。可换用其他种属动物的胰岛素,使用高纯度胰岛素制剂或人胰岛素更好。

3.胰岛素抵抗　又称胰岛素耐受性,是指机体对胰岛素的敏感性降低。急性抵抗多因并发感染、创伤、手术、情绪激动等应激状态所致,需短时间内增加胰岛素剂量达数百乃至数千单位,并纠正酸碱平衡和电解质紊乱,正确处理诱因后可恢复常规治疗量。慢性胰岛素抵抗形成原因较复杂,可能与体内产生了胰岛素抗体、胰岛素受体数目减少、靶细胞膜上葡萄糖转运系统及某些酶系统失常等因素有关。处理方法是换用其他动物胰岛素、高纯度胰岛素、人胰岛素,并适当调整用药剂量或加用口服降血糖药。

4.脂肪萎缩　见于注射部位,女性多于男性。经常更换注射部位可防止其出现,应用纯化胰岛素制剂后已少见。

5.其他反应　老年糖尿病患者可引起体重增加;屈光不正,一般2~4周可自愈。

【注意事项】

1.警惕药物低血糖反应发生,提醒患者随身携带糖类食品,使患者理解低血糖早期临床症状并教会患者及家属,如果用药后发生低血糖能及时发现,并及时补充糖类。

2.提醒患者及家属严格控制饮食。

3.告知和提醒患者及家属正确贮存注射胰岛素的方法及有规律更换注射部位。

【知识拓展】

胰岛素泵

胰岛素泵又称胰岛素持续皮下注射泵(continous subcutaneous insulin injection,CSⅡ),是一种微电脑动力装置,由微电脑芯片、超微马达和贮药器组成,封装在塑料盒内,其大小如同寻呼机。胰岛素泵最大的特点是模拟正常人的胰岛B细胞,按不同速度向体内持续释放胰岛素。输注方式分为基础量输注和餐前量输注。基础量输注是根据血糖水平,持续24小时向患者体内输入微量胰岛素,主要用于控制空腹、夜间及餐前血糖,尤其可以保持夜间和清晨空腹血糖的稳定;餐前量输注是进餐前根据饮食调整餐前剂量,模拟人体用餐后胰岛素的快速分泌,主要用于控制餐后血糖,使患者全天血糖接近正常水平。

胰岛素泵从结构上分为闭环式和开环式两种。闭环式是由微电脑自动完成患者血糖监测及基础或者餐前胰岛素剂量的设定;开环式是根据患者的血糖水平自行设定胰岛素的剂量。

二、实验部分

【目的】

1.掌握胰岛素的临床应用、不良反应及低血糖的抢救方法。
2.熟悉胰岛素导致低血糖反应的表现。
3.了解胰岛素溶液的作用机制。
4.能够规范地开展用药知识的普及,具有一定的突发事件应急救护能力。
5.培养学生的观察能力、科研思维、分析问题、解决问题的能力及一丝不苟的工作态度。

【原理】

胰岛素是体内唯一降低血糖的激素,促进糖原的合成和贮存,加速葡萄糖的氧化和酵解,同时抑制糖原分解和异生,加速葡萄糖的转运,降低血糖。低血糖是胰岛素过量或用药时未按时进餐所致,也是最常见的不良反应。早期表现为饥饿感、出汗、心跳加快、震颤等症状,严重者可引起昏迷、惊厥、休克及脑损伤,甚至死亡。

【对象】

小白鼠(体重 20 g 左右)。

【材料】

1.器材　1 mL 注射器、玻璃钟罩、镊子、电子秤。
2.药品　胰岛素溶液(2 U/mL)、50%葡萄糖注射液、酸性生理盐水。

【步骤】

1.取小白鼠 3 只,标记(1、2、3 号)、称重,将 3 只小白鼠分为两组,1 号、2 号为实验组,3 号为对照组,观察小白鼠的状态。
2.给实验组 1 号、2 号小白鼠均腹腔注射 2 U/mL 胰岛素溶液 0.1 mL/10 g。给阴性对照组 3 号小白鼠腹腔注射酸性生理盐水 0.1 mL/10 g。
3.把实验组和对照组小白鼠放在室温环境中,并记录时间,注意观察两组小白鼠活动情况、神态及姿势。当实验组即 1 号、2 号小白鼠出现明显反应时,立即给 1 号小白鼠腹腔注射 50%葡萄糖注射液 0.1 mL/10g 进行解救处理,2 号小白鼠不进行解救。
4.认真观察并比较 1 号、2 号、3 号小鼠的活动情况,如实记录并分析实验结果,将结果记录于表 3-5-1 中。

【结果】

表 3-5-1　胰岛素的过量反应及其解救

鼠号	所用药物	用药后反应
1号	第一次　2 U/mL 胰岛素溶液 第二次　50%葡萄糖注射液	
2号	2 U/mL 胰岛素溶液	
3号	酸性生理盐水	

【注意事项】

1.实验温度　室温即可,但如果室内温度过低,提前把空调打开,温度调至30℃,因注射胰岛素的小白鼠温度过低,反应出现较慢。

2.小鼠预处理　实验前,小白鼠禁食18～24 h。

3.酸性生理盐水配置　将5 mL 0.1 mol/L的盐酸加入150 mL生理盐水中,调节pH值至2.5～3.5。

4.2 U/mL 胰岛素溶液配置　因普通胰岛素显效快且实验现象明显,所以使用普通胰岛素,另外胰岛素在酸性环境下才有效,所以使用酸性生理盐水稀释胰岛素到所使用药物浓度。

【病例讨论】

患者,男,19岁,学生。患1型糖尿病。某日早晨,患者严格按照医生要求注射胰岛素,因该学生赶时间上课,未及时进餐,1 h后产生饥饿、心慌、焦虑、软弱无力、面白,而后突然晕倒、满头大汗、不能说话。

问题:

1.该患者为什么会出现饥饿、心慌、焦虑、软弱无力、面白,而后突然晕倒、满头大汗、不能说话等症状?

2.面对此情况,应如何处理?

【思考题】

1.哪些类型的糖尿病患者应该用胰岛素治疗?

2.胰岛素用量过大或用药后未按时进餐,最常见的不良反应是什么?此时血钾会有什么变化?应做如何处理?

3.糖尿病患者并发症的危害有哪些?

4.除了药物控制糖尿病患者的血糖外,还应采取什么措施防止或延缓并发症的发生?

(李晓蒙)

任务六

药物的镇咳作用

一、导学部分

可待因

咳嗽是机体一种保护性反应,可将呼吸道内过多的分泌物和异物通过咳嗽排出体外,从而保证呼吸道通畅,在服用止咳药物时,需全面分析咳嗽的原因,合理使用镇咳药。对剧烈的干咳应用镇咳药可减轻症状,避免并发症的发生,对由于痰液刺激的咳嗽不宜简单地使用镇咳药,应先使用祛痰药,必要时可配伍使用镇咳药。镇咳药根据作用机制分为中枢性镇咳药和外周性镇咳药,可待因(codeine)又称甲基吗啡,是从罂粟属植物中分离出来的一种天然阿片类生物碱,临床上常用其镇咳、镇痛。可待因属于中枢性镇咳药,口服容易吸收,生物利用度达60%,约 20 min 起效,0.75~1 h 血药浓度达峰值,$t_{1/2}$为 2~4 h,作用持续 4~6 h。约 10%在体内脱甲基而成吗啡发挥作用,大部分在肝脏内代谢,代谢产物及少量原形(约10%)经肾脏排泄。

【药理作用及临床应用】

可待因与阿片受体亲和力低,其药理作用与吗啡相似,但弱于吗啡。

1. 镇咳　可待因是阿片中所含的生物碱之一,对延髓咳嗽中枢有选择性抑制作用,镇咳作用迅速且强大,其镇咳强度约为吗啡的 1/4,是目前最有效的镇咳药。

2. 镇痛　可待因也有镇痛作用,镇痛强度为吗啡的 1/10~1/7。

3. 其他　治疗量不抑制呼吸、无明显的镇静作用等。

临床用于治疗各种原因引起的剧烈干咳,特别适用于胸膜炎干咳伴胸痛者;其复方制剂广泛应用于无痰干咳、剧烈频繁咳嗽以及中度以上疼痛。目前在筛选新的镇咳药时,常以可待因作为标准镇咳药进行对比评价。

【不良反应及注意事项】

复方可待因制剂已作为止咳、镇痛的一线药物广泛应用于临床。大部分人群应用是安全的,不良反应发生率较低。可待因治疗量不良反应较少,偶有恶心、呕吐、便秘及眩晕等。大剂量(大于 60 mg)时可明显抑制呼吸中枢,也可引起中枢兴奋,小儿用量过大可致惊厥。长期连续用药可产生耐受性和成瘾性、欣快感,成瘾性弱于吗啡,但是可待因依然属于限制性应用的精神药品,被联合国列为10种成瘾性较低的麻醉药品之一。联邦止咳露中可待因含量在千分之二以下,正常服用不会成瘾,但长期大量服用可致成瘾,并产生精神性厌食。可待因的药源性危害越来越严重,如扁桃体或腺体切除后的儿童使用可待因镇痛有致命风险。可待因能抑制支气管腺体分泌及纤毛运动,使痰液黏稠、不易咳出,对黏痰多的患者易造成气道阻塞及继发感染,故痰多患者禁用。妊娠期、哺乳期妇女及呼吸不畅的患者慎用。

【知识拓展】

并非所有的咳嗽都需要用镇咳药

秋冬换季及冬季是呼吸道疾病的高发期,呼吸道疾病的主要症状就是咳、痰、喘,其中咳嗽是呼吸道疾病的常见症状,也是机体重要的防御性反应,咳嗽有利于呼吸道分泌物和有害因子的清除。由此可见,咳嗽既有弊又有利。

咳嗽发生时,大部分人首先考虑的就是服用镇咳药止咳,而实际上并非所有的咳嗽都需要用镇咳药。轻度咳嗽一般无需用镇咳药,反而有利于痰液的咳出,当呼吸道存在痰液刺激时,通过摆动呼吸道黏膜上的纤毛将痰液移动至咽部,然后通过咳嗽排出痰液。由此可见,如果咳嗽时伴有痰液,先不要着急盲目使用镇咳药,盲目使用镇咳药,不仅不利于痰液的排出,反而会使含有蛋白质的痰液淤积在呼吸道,成为病毒、细菌的生长温床,从而进一步加重症状。所以,只有在少痰或者无痰,并且咳嗽剧烈、频繁时才需要使用镇咳药。

二、实验部分

【目的】

1. 掌握小鼠的氨水喷雾引咳法。
2. 熟悉可待因的镇咳作用及临床应用。
3. 了解镇咳药的使用要求。
4. 使学生能够独立完成氨水喷雾引咳的操作。
5. 培养学生实事求是的科研态度、勇于探索的科研精神,引导学生树立正确的实验观,增强责任感和法律意识。

【原理】

浓氨水刺激呼吸道感受器,反射性地引起咳嗽。可待因是阿片中所含的生物碱之一,选择性的抑制延髓咳嗽中枢,使咳嗽反射减轻或消失,产生镇咳作用,镇咳作用迅速且强大。

【对象】

小白鼠(体重 20 g 左右,雌雄均可)。

【材料】

1.器材　1 mL 注射器、带塞玻璃钟罩(容积约 500 mL)、秒表、超声雾化器。

2.药品　0.2%磷酸可待因溶液、25%～27%氨水溶液(浓氨水)、生理盐水。

【步骤】

1.取小白鼠 2 只,雌雄均可,标记(1、2 号)、称重,观察小白鼠的呼吸及活动情况。

2.1 号小白鼠腹腔注射 0.2%磷酸可待因溶液 0.2 mL/10g,2 号小白鼠腹腔注射生理盐水 0.2 mL/10 g。

3.给药 20 分钟后,将 1 号、2 号小鼠放在同一个玻璃钟罩内。将雾化器以最大喷雾力度(MAX)持续通入氨气 10 s,使 1 号、2 号小白鼠在玻璃钟罩内停留 2 分钟后移至钟罩外。

4.将小鼠取出后立即进行观察,记录 1 号、2 号小白鼠的咳嗽潜伏期和每分钟咳嗽次数,比较两只小白鼠的反应差别,将实验结果记录于 3-6-1 中。

【结果】

表 3-6-1　可待因的镇咳作用

鼠号	药物	咳嗽潜伏期/s	咳嗽次数					
			1 min	2 min	3 min	4 min	5 min	合计
1 号								
2 号								

【注意事项】

1.咳嗽的潜伏期是指从开始喷氨水到产生咳嗽的时间。

2.小白鼠咳嗽的判断以剧烈收缩腹肌并张嘴为准,有时可听到轻微咳嗽声。

3.雾化器向玻璃钟罩喷雾前,先喷数秒再向玻璃钟罩喷雾。

4.浓氨水易挥发且有一定的腐蚀性,注意做好防护。

【病例讨论】

患者,男,23 岁,网约平台司机,近日因感冒咳嗽且有较多黏痰,到医院就诊,医生诊断为呼吸道感染,询问患者过敏史后用药如下:

Rp.

阿莫西林克拉维酸钾分散片　　　　0.2285 g×12

Sig.　0.457g　tid.　po.

酚麻美敏片　　　10片/盒
Sig.　1片　tid.　po.
复方磷酸可待因溶液 100 mL
Sig.　10 mL　tid.　po.
问题：
该医生用药是否合理？

【思考题】

1.可待因镇咳作用迅速强大,尤其适用于哪种患者？

2.媒体报道喝止咳药水成瘾的问题,感冒咳嗽时我们又常常会用到止咳药水,是否都会成瘾？

3.患者可否用温开水送服止咳糖浆？

(李晓蒙)

任务七 药物的祛痰作用

一、导学部分

氯化铵

呼吸道有炎症时会形成痰,黏痰在气道堆积或形成黏液栓,引起气道狭窄甚至阻塞气道,导致患者出现喘息。祛痰药(expectorants)是指能使痰液变稀或黏滞性降低,使痰液容易排出的药物,包括黏痰稀释药和黏痰溶解药两类。前者服用后增加黏痰中水分,稀释痰液,包括恶心性祛痰药和刺激性祛痰药;后者使痰液黏稠度降低或调节黏液成分,使痰液易于排出,包括黏痰溶解药和黏痰调节药。氯化铵(ammonium chloride)是恶心性祛痰药的代表性药物。

【药理作用及临床应用】

氯化铵口服后,刺激胃黏膜引起恶心,通过迷走神经反射性促进支气管腺体分泌增加,从而稀释痰液,使痰液容易咳出;同时,部分药物从呼吸道排出,提高管腔渗透压,使呼吸道水分增加而稀释痰液。氯化铵在临床上很少单独使用,多配成复方制剂,适用于干咳及痰液不易咳出者。也可用于酸化体液及尿液,纠正代谢性碱中毒或促进碱性药物的排泄。在呼吸道炎症初期,如急性支气管炎、感冒初期、痰少且稠不易咳出者,适宜用恶心性祛痰药;对于咳痰困难者及有肺并发症的危急状态患者,可用黏痰溶解药;慢性呼吸道炎症可采用刺激性祛痰药。大量咳痰时应以先祛痰为主,止咳为辅,避免痰液滞留于气道,堵塞呼吸道,既影响呼吸又容易引起继发感染。止咳祛痰药是"治标"的手段,属对症治疗药物,使用止咳祛痰药的同时,必须针对病因治疗,切实做到"标本"兼治。

【不良反应及注意事项】

氯化铵服用后可有恶心、呕吐、腹痛等,因刺激性较大,可以和食物、牛奶或抗酸药一起服用以减少胃部不适,宜饭后服用,服用氯化铵时应多喝水。过量或长期服用可产生酸中毒或低血钾,消化性溃疡患者和肝、肾功能不全者慎用,严重肝、肾功能不全及酸血症者禁用。

【知识拓展】

如何选用含有祛痰药物的复方制剂

目前临床上用于治疗呼吸道疾病的药物大多数是复方制剂,主要包括西药复方制剂和中西药复方制剂,其品种多且作用特点不明确,给临床合理选用药物带来一定的困难。复方制剂按其配伍的药品种类主要有以下几种:①平喘药+祛痰药,如小儿化痰止咳颗粒等;②镇咳药+祛痰药,如阿橘片是阿片粉和桔梗粉组成的复方制剂;③镇咳药+平喘药+祛痰药,如复方磷酸可待因是磷酸可待因、盐酸麻黄碱、愈创木酚、磺酸钾以及盐酸曲普利啶组成的复方制剂;④抗菌药+祛痰药,如克洛己新片是头孢类抗生素和化痰药盐酸溴己新的复方制剂。

有些药物虽然名称不同,但其处方组成的成分基本一致,在使用时不能仅凭其临床用途、用法用量就盲目使用,要避免重复使用。另外,复方制剂在和其他药物联合使用时,要注意联合使用的药物和复方制剂中的成分是否重复,以免造成或加重不良反应,对于含有抗菌药物的复方制剂,应注意患者病原菌的敏感性,以便及时调整药物。复方制剂的缺点在于成分组成的固定,可能只对某一类患者具有较好的治疗效果,患者存在个体差异,治疗效果不佳时应及时调整药物。

二、实验部分

【目的】

1. 掌握用酚红呼吸道排泌试验来筛试祛痰药的方法。
2. 熟悉氯化铵的临床应用。
3. 了解氯化铵的祛痰作用机制。
4. 能够准确使用分光光度计检测 OD 值。
5. 培养学生不断学习、精益求精的科研能力、严谨的职业态度及学生关爱患者、关爱生命、敬畏生命的意识。

【原理】

氯化铵可增加黏痰中水分,稀释痰液,增强呼吸道的分泌功能,同时也使酚红的排泌量增加,因此可从气管内酚红排泌量的影响来观察药物的祛痰作用。给小白鼠腹腔注射酚红后,部分酚红可由呼吸道黏膜排泌。酚红在碱性溶液中呈红色,分光光度计检测 OD 值,用比色法定量。

【对象】

小白鼠(体重 23 g 左右)。

【材料】

1.器材　小鼠灌胃器、1 mL注射器、分光光度计、离心机、手术剪、眼科剪、眼科镊、试管。

2.药品　50 mg/mL氯化铵溶液、2.5%酚红溶液、1 mol/L氢氧化钠溶液、生理盐水。

【步骤】

1.取禁食(不限饮水)12小时的小白鼠2只,雌雄均可,标记(1、2号)、称重。

2.1号小白鼠灌胃50 mg/mL氯化铵溶液0.2 mL/10 g,2号小白鼠灌胃生理盐水0.2 mL/10 g。

3.给药30分钟后,分别给1号、2号小白鼠腹腔注射2.5%酚红溶液0.2 mL/10 g。

4.40分钟后处死1号、2号小白鼠,解剖分离气管。从甲状软骨至下端分叉处剪下一段气管,分别放入装有4 mL生理盐水的试管中,振荡10分钟。取出气管,将试管放入离心机去除液体中的悬浮物。

5.分别取试管中上清液3.5 mL,各加入1 mol/L氢氧化钠溶液0.1 mL,显色后用分光光度计比色。在546 nm处,分别读取吸收度OD值,在标准曲线上查对相应的酚红浓度,比较1号、2号小鼠气管段酚红排泌量的差别,将结果记录到表3-7-1中。

【结果】

表3-7-1　氯化铵的祛痰作用

鼠号	所用药物	OD值	酚红浓度(μg/mL)
1号	50 mg/mL氯化铵溶液		
2号	生理盐水		

【注意事项】

1.2.5%酚红溶液配置　准确称取2.5 g酚红,加入2.5 mL的1 mol/L氢氧化钠溶液进行溶解,加生理盐水至100 mL,摇匀即可。

2.酚红需准确注入腹腔内。

3.解剖分离气管时避免损伤周围血管,以免血液进入气管洗出液而影响比色结果,如发生出血,立即用滤纸吸干净。

4.剪下气管后为防止气管内分泌液的流失,需立即将其放入装有生理盐水的试管中。

【病例讨论】

患者,女,65岁。有支气管哮喘病史15余年,2天前感冒后,气喘症状加重,并伴有咳嗽、咳痰。血常规显示细菌感染指标升高,胸片显示肺炎。临床诊断为支气管哮喘急性发作。

问题:

1.如何预防支气管哮喘患者的发作?

2.该患者可用哪些药物进行治疗？

【思考题】

1.讨论祛痰药的作用原理。

2.祛痰药物有什么临床意义？

3.祛痰药在使用时有哪些注意事项？

（李晓蒙）

任务八 药物的抗溃疡作用

一、导学部分

氢氧化铝

消化性溃疡是指发生在胃和十二指肠的慢性溃疡,临床较常见,发生率约为10%,发生在胃肠道接触胃酸和胃蛋白酶的部位。发病机制较为复杂,目前公认的说法是由于胃肠道黏膜的防御系统失衡和胃酸及胃蛋白酶对十二指肠的腐蚀作用,另外,感染幽门螺杆菌也是消化性溃疡的主要原因。抗酸药是溃疡病治疗中一种有效且经济的药物,然而此类药物的副作用逐渐降低了患者的依从性。

氢氧化铝(aluminum hydroxide)是弱碱性化合物,是一种历史悠久的抗酸剂,服用后在胃内中和胃酸,降低胃液酸度,降低胃蛋白酶活性,减轻胃酸和胃蛋白酶对胃、十二指肠黏膜的刺激和腐蚀作用,缓解疼痛,促进溃疡愈合。氢氧化铝口服后仅少量在肠道吸收,大部分自粪便排出,起效缓慢。另外,氢氧化铝凝胶还可以在胃液中形成胶状保护膜,覆盖溃疡面和胃黏膜。氢氧化铝中和胃酸作用较强,起效缓慢,作用持久,具有收敛、止血的作用,可引起便秘,适用于胃酸过多症、胃及十二指肠溃疡,常与含镁离子的抗酸药组成复方制剂缓解便秘。长期服用可影响肠道对磷酸盐的吸收。本品的优点:氢氧化铝凝胶剂可覆盖于溃疡面上,具有保护作用,并且可吸附游离酸;与胃酸反应产生的氯化铝有较强的收敛作用,溃疡出血时有止血作用;对胃酸的中和作用缓慢且持久;在肠道内不被吸收,不会引起碱中毒。

雷尼替丁

雷尼替丁(ranitidine)口服吸收迅速,首过消除明显,生物利用度约为50%,1~2小时后血药浓度达峰值,作用持续8~12小时,$t_{1/2}$为1.6~3.1小时,在体内分布广泛,与血浆蛋白结合率较低。主要经肾脏排泄,部分药物可从乳汁排泄。可透过胎盘进入胎儿体内,也可透过血脑屏障。

【药理作用及临床应用】

雷尼替丁属于H_2受体阻断药,具有抑制胃酸分泌和保护胃黏膜的作用,抗酸作用强,雷尼替丁抑制胃酸分泌的作用是西咪替丁的4~13倍,对肝药酶的抑制作用较轻,能较好地抑制基础胃酸分泌和夜间胃酸分泌。主要用于胃酸分泌增多症、消化性溃疡、手术后溃疡,可缓解溃疡病症状,促进溃疡愈合,减少溃疡复发。可用于西咪替丁治疗无效的消化性溃疡患者及不能耐受西咪替丁的患者,也可用于应激性溃疡的预防和胃食管反流的治疗。

【不良反应及注意事项】

不良反应发生率较低,常见的不良反应有头晕、头痛、腹胀、腹泻、便秘等;静脉注射可引起心动过缓;偶见血小板减少、白细胞减少、血清转氨酶升高等,停药后可恢复;抗雄激素作用很弱,极少引起男性乳房发育。婴幼儿和妊娠期妇女禁用。

【知识拓展】

胃溃疡患者需警惕

很多患者把胃溃疡看成小病,不及时治疗,甚至认为不需要治疗,调查数据显示,约有5%的胃溃疡患者会发展成胃癌,特别是溃疡较大、长期服用奥美拉唑、兰索拉唑等质子泵抑制药、中年以上的患者发展成胃癌的机会较大。所以胃溃疡患者要警惕身体的"蛛丝马迹",做到早期发现、早期治疗。

四大信号需警惕,高度怀疑胃溃疡转化为胃癌:①腹部触及包块,溃疡患者的溃疡变硬、变大,怀疑很可能是肿瘤增大所导致;②胃溃疡患者餐后疼痛转变为持续性疼痛,服用常规抗溃疡药无效;③经常出现柏油样大便和呕血,且大便潜血试验结果持续阳性,同时贫血严重;④短期内出现食欲不振、恶心、呕吐及进行性消瘦,体重下降,则癌变的可能性极大。综上所述,胃溃疡患者需积极治疗,防止癌变,必要的话定期做胃镜检查。

二、实验部分

【目的】

1. 掌握学习 Shay's 传统经典结扎大鼠幽门以诱发胃溃疡的方法。
2. 熟悉氢氧化铝、雷尼替丁对实验性胃溃疡的防治作用。
3. 了解氢氧化铝、雷尼替丁的作用机制。
4. 能够规范的完成大鼠的手术操作;观察氢氧化铝凝胶、雷尼替丁的抗溃疡作用。
5. 培养学生严谨的职业态度、不断学习、精益求精的科研能力及关爱生命、敬畏生命的意识。

【原理】

氢氧化铝为弱碱性化合物,服用后在胃内中和胃酸,降低胃液酸度,降低胃蛋白酶活性,减轻胃酸和胃蛋白酶对胃、十二指肠黏膜的刺激和腐蚀作用,缓解疼痛,促进溃疡愈合。雷尼替丁属于 H_2 受体阻断药,具有抑制胃酸分泌和保护胃黏膜的作用,抗酸作用强。结扎大鼠的幽门后,胃液停滞在胃内,对胃壁产生消化作用,导致溃疡形成,溃疡多为圆形或椭圆形。此法是 Shay's 传统经典结扎大鼠幽门以诱发胃溃疡的方法,方法可靠,重复性好。

【对象】

大鼠(体重 200~250 g)。

【材料】

1.器材 大鼠灌胃器、注射器、放大镜、手术刀、手术剪、手术镊、大鼠手术板、外科缝针、丝线、粗棉线、纱布。

2.药品 1%氢氧化铝凝胶、2%雷尼替丁溶液、1%甲醛溶液、生理盐水、乙醚、2%碘附、75%酒精。

【步骤】

1.取大鼠 3 只,雌雄均可,标记(1、2、3 号)、称重,观察活动情况。

2.禁食 72 小时,此期间可饮水,72 小时后进行手术,将大鼠固定在手术板上,剃去腹部毛,用 2%碘附和 75%酒精消毒处理,用乙醚进行浅麻醉。

3.麻醉后,在大鼠剑突下剪开腹壁,用钝头镊子将大鼠肝脏内侧的胃轻轻引出腹腔,观察并找到幽门和十二指肠的结合处,用 75%酒精浸泡过的粗棉线在幽门和十二指肠的交界处进行结扎,结扎完毕后将胃轻轻放回大鼠体内原位,缝合腹部,缝合完毕将大鼠放到笼内,严格禁食禁水。

4.给完成手术的 1 号大鼠灌胃 1%氢氧化铝凝胶 5 mL/只,2 号大鼠皮下注射 2%雷尼替丁 0.25 mL/100 g,3 号大鼠不做任何处理。

5.18 小时后,将 3 只大鼠处死。剪开腹部缝线,分别取出 3 只大鼠的胃,用注射器将 10 mL 生理盐水通过幽门插入胃内进行冲洗。然后,向胃内注入 1%甲醛溶液 10 mL,并将胃浸入 1%甲醛溶液中进行固定。

6.20 分钟后沿胃大弯剪开胃,自来水冲洗后,用放大镜仔细检查胃壁黏膜,并记录溃疡点的数量,注意对比 1 号、2 号、3 号小鼠溃疡点数量的差别,将结果记录到表 3-8-1 中。

【结果】

表 3-8-1 药物的抗溃疡作用

鼠号	所用药物	胃黏膜所见	溃疡点数量(个)
1 号	1%氢氧化铝凝胶		
2 号	2%雷尼替丁		
3 号	无		

【注意事项】

1.手术前禁食72小时是造成胃溃疡的必要条件,所以应绝对饥饿处理,可将装有大鼠的鼠笼架空,以防其吃垫料或粪便颗粒。

2.用钝头镊子翻动、夹取大鼠胃时,动作要轻柔,以免损伤组织器官。

3.结扎幽门时注意不要把十二指肠动脉完全阻断,从而影响胃部血液循环。

【病例讨论】

患者,女,46岁,灼烧样疼痛,进食后加重,临床诊断为胃溃疡,医生给予奥美拉唑、阿莫西林、枸橼酸铋钾进行治疗,请分析是否合理。

问题:

1.使用奥美拉唑的注意事项有哪些?

2.日常生活中如何预防胃溃疡?

【思考题】

1.讨论胃溃疡的成因。

2.简述氢氧化铝凝胶对溃疡病的防治作用。

3.简述雷尼替丁对溃疡病的防治作用。

(李晓蒙)

项目四 化学治疗药物

任务一 青霉素的抗菌作用

一、导学部分

抗菌药物概念与术语

1.抗菌药物(antibacterial drugs) 是指对细菌具有抑制或杀灭作用的药物,包括抗生素和人工合成抗菌药。

2.抗生素(antibiotics) 是指由某些微生物(真菌、细菌、放线菌等)产生的具有抑制或杀灭其他病原体作用的化学物质。抗生素包括天然抗生素和人工半合成品,前者由微生物代谢产生,后者是对天然抗生素进行结构修饰改造获得的半合成品。

3.抗菌谱(antibacterial spectrum) 是指抗菌药物的抗菌范围,是临床选用抗菌药物的重要依据,有广谱和窄谱之分。

4.抗菌活性(antibacterial activity) 是指抗菌药物抑制或杀灭病原微生物的能力,常用最低抑菌浓度(MIC,指能够抑制培养基内细菌生长的最低浓度)和最低杀菌浓度(MBC,指能够杀灭培养基内细菌的最低浓度)来表示。

5.抑菌药(bacteriostatic drugs)和杀菌药(bactericidal drugs) 抑菌药是指仅能抑制微生物生长繁殖而无杀灭作用的药物,杀菌药是指具有杀灭微生物作用的药物。

6.化疗指数(chemotherapeutic index,CI) 指化疗药物的半数致死量(LD_{50})与半数有效量(ED_{50})的比值,是衡量化疗药物临床应用价值和评价化疗药物安全性的重要参数。通常化疗指数越大,表明药物的安全性越大。

7.抗菌后效应(post antibiotic effect,PAE) 是指药物与细菌短暂接触后,当血药浓度低于 MIC 或被消除之后,细菌生长仍受到持续抑制的现象。如青霉素类、头孢菌素类对革兰阳性菌的抗菌后效应为 2~4 h。抗菌后效应长的药物,给药间隔时间可延长,而疗效不减。

青霉素 G

青霉素类的基本结构均由母核 6-氨基青霉烷酸和侧链组成,母核中的 β-内酰胺环为抗菌活性必需部分,当其被破坏后抗菌活性消失。青霉素 G 口服易被胃酸及消化酶破坏,肌内注射吸收迅速且完全,约 30 分钟血药浓度达峰值。主要分布于细胞外液,可广泛分布于全身各部位,肝、胆、肾、精液、关节腔、浆膜腔、淋巴液等部位均有大量的分布。

【药理作用】

青霉素结构中的 β-内酰胺环与敏感菌胞浆膜上的青霉素结合蛋白结合,从而抑制了细菌细胞壁的生物合成,导致细胞壁成分缺损,菌体膨胀、破裂、死亡,属繁殖期杀菌药。

【临床应用】

青霉素 G 高效、低毒、价格低廉,目前是治疗敏感菌感染的首选药。

1.治疗革兰阳性球菌感染　溶血性链球菌感染如扁桃体炎、咽炎、中耳炎、丹毒、猩红热、蜂窝组织炎;草绿色链球菌引起的心内膜炎;敏感肺炎链球菌感染如急性支气管炎、支气管肺脓胸等;敏感金黄色葡萄球菌感染如败血症、疖、痈、脓肿、骨髓炎等。

2.治疗革兰阳性杆菌感染　如炭疽杆菌、白喉棒状杆菌、破伤风梭菌感染引起的炭疽病、白喉、破伤风等。

3.治疗革兰阴性球菌感染　脑膜炎奈瑟菌感染引起的流行性脑脊髓膜炎。

4.治疗螺旋体感染　如梅毒、回归热和钩端螺旋体病等,大剂量应用为治疗梅毒的首选药。

5.治疗放线菌感染　宜大剂量、长疗程应用。

【不良反应和注意事项】

1.过敏反应　过敏反应是青霉素类最常见的不良反应,一般表现为皮肤过敏反应和血清病样反应,严重者可发生过敏性休克,表现为血压下降、胸闷、呼吸困难、发绀、面色苍白、冷汗、脉搏细弱、昏迷、惊厥、大小便失禁等症状,若抢救不及时可危及生命。因此在应用青霉素 G 时,应采取以下防治措施。

(1)询问过敏史,包括家族史、过敏史、用药史,对青霉素过敏者禁用。

(2)凡初次注射青霉素 G 或用药间隔 3 天以上者以及用药过程中更换不同厂家、不同批号青霉素时均应做皮试。皮试阳性者禁用。

(3)皮试阴性者仍有可能发生过敏性休克,故用药后应观察 30 分钟,无异常现象方可离去。

(4)青霉素 G 应现配现用。

(5)应避免在饥饿状态下注射青霉素 G,并避免滥用和局部用药。

(6)准备好抢救过敏性休克的药物肾上腺素等。抢救措施:立即皮下或肌内注射肾上腺素,必要时可重复用药;严重者可稀释后缓慢静脉注射或静脉滴注肾上腺素;心脏停搏者,可心内注射,酌情加用大剂量糖皮质激素、H_1 受体阻断药;呼吸困难者可给予吸氧或人工呼吸,必要时气管切开。

2.青霉素脑病　静脉快速滴注大剂量青霉素时,可引起头痛、肌肉痉挛、惊厥、昏迷等反应,偶引起精神失常,称为青霉素脑病。

3.赫氏反应　青霉素治疗梅毒等螺旋体病或炭疽等感染时,可出现症状突然加重的现象,表现为全身不适、寒战、发热、咽痛、心跳加快等,严重时可危及生命。

4.其他　青霉素肌内注射时可出现局部红肿、疼痛、硬结,甚至引起周围神经炎,钾盐尤甚,宜深部肌内注射或缓慢静脉注射,且每次应更换注射部位,必要时热敷。

【知识拓展】

亚历山大·弗莱明与青霉素

1928年9月,英国著名生物化学家、微生物学家亚历山大·弗莱明结束了度假。在度假之前,他把所有细菌培养基一股脑堆在了实验室角落的长椅上。结果,他发现其中一个培养基不慎被霉菌污染了,霉菌周围的葡萄球菌都被杀死了。大部分研究者都会把异常的培养基直接丢掉,但是弗莱明认为,霉菌分泌了一些可以杀死葡萄球菌的物质。于是他趁热打铁,小心翼翼地提取了培养基里的霉菌,将它们纯化培养起来,发现这些霉菌其实就是青霉菌,它们的分泌物可以杀死葡萄球菌。弗莱明发现青霉素属于"意外",但如果他无视这个"意外",或许就不会发现造福人类的青霉素了。

二、实验部分

【目的】

1.掌握体外青霉素抗菌作用的实验方法。
2.熟悉青霉素G的抗菌机制、作用特点和主要的不良反应。
3.了解青霉素G的发现过程。
4.熟练操作体外抗菌试管二倍稀释法,观察并记录青霉素的体外抗菌作用。
5.培养学生严谨认真的工作态度,明白安全用药的重要性。

【原理】

青霉素为β-内酰胺类抗生素,其中的β-内酰胺环可与敏感菌胞浆膜上的青霉素结合蛋白结合,抑制转肽酶的活性,抑制细菌细胞壁成分肽聚糖的交联过程,从而使细菌细胞壁合成受阻,细胞壁缺损,菌体死亡。

【对象】

金黄色葡萄球菌。

【材料】

1.器材　灭菌牛肉汤、试管、试管架、吸管、37℃培养箱。
2.药品　青霉素注射液。

【步骤】

1.取试管10支,灭菌并编号,分别加入灭菌牛肉汤0.5 mL。

2.用吸管吸取0.5 mL青霉素注射液(1280 U/mL)放入第1管,并反复吹匀。

3.从第1管吸取0.5 mL液体,放入第2管,同样吹匀后吸出0.5 mL放入第3管。依此法逐管进行稀释至第9管。第10管不加药液作为对照管。

4.各管均加入金黄色葡萄球菌菌液0.5 mL(每毫升约含$10^5 \sim 10^6$个细菌)。

5.放入37 ℃培养箱孵育24 h后,观察细菌生长情况。细菌不生长的最低浓度为青霉素对金黄色葡萄球菌的最低抑菌浓度(MIC),将结果记录到表4-1-1中。

【结果】

表4-1-1 青霉素的抗菌作用结果

试管编号	1号	2号	3号	4号	5号	6号	7号	8号	9号	10号
药物稀释倍数	1	1/2	1/4	1/8	1/16	1/32	1/64	1/128	1/256	0
药物稀释浓度										
有无浑浊										

【注意事项】

1.牛肉汤需要灭菌之后使用,避免其他菌的影响。

2.吸管、试管等都应该进行灭菌处理之后再使用。

【病例讨论】

患者,男,40岁,因肺炎住院,注射青霉素过程中发生头晕、呼吸困难、大汗淋漓、面色苍白、抽搐,诊断为过敏性休克,医生开具处方如下。

Rp:1%肾上腺素注射液1 mL×1

用法:0.5 mL皮下注射立即!

问题:

1.青霉素过敏性休克的防治措施是什么?

2.青霉素的不良反应都有哪些?

【思考题】

1.青霉素的抗菌作用机制是什么?

2.金黄色葡萄球菌对青霉素产生耐药性的原因是什么?

(高青)

任务二
链霉素的毒性反应及钙剂的对抗作用

一、导学部分

链霉素

链霉素（streptomycin）是从链霉菌培养液中提取并最早用于临床的氨基糖苷类抗生素。

【药理作用】

其抗菌机制主要是抑制细菌胞浆膜蛋白质的合成，增加其通透性，使药物易于进入胞质，另一方面，损坏细菌细胞膜，使细菌体内重要物质外漏使菌体死亡。属于静止期杀菌药。

【临床应用】

由于其毒性较大，耐药菌株多，链霉素的应用范围日渐缩小，现较少使用，目前主要用于以下感染性疾病的治疗。

1. 鼠疫与兔热病的首选药物，与四环素类联合使用是目前治疗鼠疫的最有效手段。
2. 与青霉素合用治疗草绿色链球菌及肠球菌引起的感染性心内膜炎；亦可与氨苄西林配伍用于治疗细菌性心内膜炎及呼吸、胃肠及泌尿系统的术后感染。
3. 结核病　链霉素是抗结核病的一线治疗药物。常与异烟肼、利福平等联合使用增强疗效，降低不良反应，延缓耐药性的产生。
4. 与四环素或氯霉素合用治疗布鲁分枝杆菌病。

【不良反应和注意事项】

不良反应多且严重，有耳毒性、肾毒性，链霉素是氨基糖苷类过敏反应发生率最高的药物，还可引起口周、面部、四肢麻木等。

1. 耳毒性　链霉素的耳毒性多见于前庭功能损伤，表现为眩晕、恶心、呕吐、眼球震颤和平衡失调等。用药期间应注意询问患者有无耳鸣、眩晕等早期症状，并进行听力监测，一旦出现早期症状，应立即停药。避免与有耳毒性的药物合用，如强效利尿药、第一代头孢等，也应避免与能掩盖耳毒性的药物如苯海拉明等抗组胺药合用。不可与其他氨基糖苷类合用，以免加大毒性反应。
2. 肾毒性　常见蛋白尿、管型尿等，严重者可导致无尿、氮质血症和肾衰竭。用药期间应定期检查肾功能,一旦出现肾功能损害,应调整剂量或停药,并避免与有肾毒性的药物如磺胺类、呋塞米等合用。肾功能减退者、老人、儿童、哺乳期妇女慎用,妊娠期妇女禁用。

3.神经肌肉麻痹　静脉滴注速度过快,也偶见肌内注射后,出现肌肉麻痹、四肢瘫痪、心肌抑制、血压下降、呼吸衰竭。一旦发生,立即注射新斯的明及钙剂进行抢救。避免与肌肉松弛药、全身麻醉药合用。血钙过低、重症肌无力的患者禁用或慎用。严禁静脉推注。

4.过敏反应　皮疹、发热、嗜酸性粒细胞升高多见,也可引起过敏性休克,用药前应作皮试。一旦发生过敏性休克,抢救措施除同青霉素外,还应静脉缓慢注射葡萄糖酸钙抢救。

【知识拓展】

药源性耳聋

药源性耳聋已经成为新生儿先天性耳聋及成人耳聋的主要原因,主要表现为头晕、头痛、耳鸣等症状,病情进一步发展可引起眩晕、恶心、呕吐等症状。目前常见的有耳毒性的药物有氨基糖苷类抗生素、某些利尿剂、抗疟药等。耳聋耳鸣在早期治疗多可以恢复,晚期多难恢复。主要以预防为主,用药时候注意观察,一旦发病应早期治疗,尽早停药,促进药物排出,用营养神经和细胞药物。

二、实验部分

【目的】

1.掌握链霉素中毒的抢救方法。

2.熟悉链霉素中毒的临床表现。

3.了解钙剂解救链霉素中毒的机制。

4.培养学生根据临床表现判断链霉素中毒,并能够进行及时正确地抢救的能力。

5.培养学生爱岗敬业、细心踏实的职业素养和不断学习、精益求精的科研能力。

【原理】

1.链霉素大剂量静脉滴注或腹腔注射时,能够与血液中的钙离子络合,体内游离的钙离子浓度下降,抑制ACh的释放,出现四肢软弱无力、呼吸困难,甚至呼吸抑制等毒性反应。

2.钙剂能升高血液中钙离子的浓度,使ACh的释放增多,从而对抗链霉素的毒性反应。

【对象】

小白鼠(体重20 g左右)。

【材料】

1.器材　1 mL注射器、玻璃钟罩、镊子、电子天平。

2.药品 4%硫酸链霉素溶液、1%氯化钙溶液、生理盐水。

【步骤】

1.取小白鼠2只,称重量、记号(1、2号),观察活动情况、肌张力、呼吸、翻正反射、痛觉反射。

2.给1、2号小鼠分别腹腔注射4%硫酸链霉素溶液,给药剂量均为0.1 mL/10 g,观察小鼠的活动情况、肌张力、呼吸、翻正反射、痛觉反射。

3.当1、2号小鼠出现肌无力、呼吸抑制、痛觉减弱等现象时,给1号小鼠腹腔注射1%氯化钙溶液,给2号小鼠腹腔注射生理盐水,给药剂量均为0.1 mL/10 g,观察小鼠的活动情况、肌张力、呼吸、翻正反射、痛觉反射,并将结果记录到表4-2-1中。

【结果】

表4-2-1 链霉素的毒性反应及钙剂的对抗作用结果

小白鼠号	第一次用药后			第二次用药后		
	呼吸情况	肌张力	翻正反射	呼吸情况	肌张力	翻正反射
1号						
2号						

【注意事项】

1.氯化钙的推注速度不能过快,以免引起中毒。

2.应该提前准备好氯化钙,出现肌无力症状立刻进行抢救。

【病例讨论】

患儿,男,2岁,因发热、频繁腹泻在乡村卫生所诊治。医生给予肌内注射链霉素注射液10 mg/kg,2次/日;5%葡萄糖注射液。静脉滴注1次/日。用药后第三日患者仍发高热,腹泻,尿量减少并呈酱油色。

尿常规检查:尿蛋白(++)、红细胞(+)

讨论:治疗方案有何问题?

【思考题】

1.链霉素为什么会导致肌无力?

2.氯化钙为什么可以抢救链霉素导致的肌无力?

3.为什么链霉素不能静脉推注?

4.链霉素的不良反应都有哪些?

(高青)

任务三 药物的体外抗菌活性实验

一、导学部分

四环素

本类药物的结构中均有菲烷的基本骨架,为酸碱两性物质,在酸性溶液中较稳定,碱性溶液中易被破坏,临床一般用其盐酸盐。根据来源分为天然品和半合成品两类:天然品包括四环素、土霉素和金霉素等。半合成品有多西环素、美他环素和米诺环素等。半合成四环素类的抗菌活性高于天然品。天然四环素类口服吸收不完全,易受食物影响,半合成四环素类口服吸收较完全,受食物影响较小。多价金属离子如 Mg^{2+}、Ca^{2+}、Fe^{2+}、Al^{3+}等能与四环素络合,使药物吸收减少。酸性药物如维生素C等可促进四环素吸收,碱性药、抗酸药等可降低药物的溶解度而影响吸收。本类药物吸收后广泛分布于各组织和体液中,可沉积于形成期的骨及牙齿,但不易透过血脑屏障。多数四环素类以原形经肾排泄,但多西环素主要经胆汁排泄。

【药理作用】

本类药物的作用机制为抑制细菌蛋白质的合成,属快速抑菌药,高浓度时亦有杀菌作用。本类药物抗菌谱广,对革兰阳性菌、革兰阴性菌、立克次体、支原体、衣原体、螺旋体及放线菌均有抑制作用。但对革兰阳性菌作用不如青霉素和头孢菌素类,对革兰阴性菌则不如氨基糖苷类和氯霉素。

【临床应用】

1. 治疗立克次体病　四环素类药物是治疗立克次体病的首选药物。
2. 治疗支原体感染　如支原体肺炎、尿道炎等。
3. 治疗衣原体属感染　包括肺炎衣原体肺炎、鹦鹉热、性病淋巴肉芽肿及沙眼衣原体感染等,四环素类药物可作为首选药。
4. 治疗其他感染　包括回归热螺旋体所致的回归热等。

【不良反应和注意事项】

1. 局部刺激　口服可引起恶心、呕吐、上腹不适及食管烧灼感等,应饭后服或与食物同服以减轻其胃肠道反应,不宜与牛奶、奶制品同服,与抗酸药同服,应至少间隔2~3小时为宜。

2. 二重感染(菌群交替症) 常见的有两种:①真菌感染,表现为鹅口疮、肠炎、呼吸道炎、尿路感染等,一旦出现,应立即停药并用抗真菌药治疗;②假膜性肠炎,表现为肠壁坏死、体液渗出、剧烈腹泻甚至脱水或休克等。一旦发生,立即停药,并选用万古霉素或甲硝唑治疗。

3. 影响骨、牙生长 四环素类能与骨、牙中所沉积的钙结合,从而影响婴幼儿牙齿发育和骨骼的生长。因本类药物易透过胎盘和进入乳汁,故妊娠期妇女、哺乳期妇女、8岁以下儿童禁用。

4. 其他 长期大剂量应用,可引起肝、肾损坏;偶见皮疹、药热、血管神经性水肿等过敏反应。肝、肾功能不全者禁用。

【知识拓展】

四环素牙

四环素牙是指母亲在妊娠期、哺乳期或婴幼儿在牙齿的发育矿化期(牙齿表面牙釉质流失脱矿使牙本质暴露,一般在8岁以前)使用四环素类药物,导致患儿的乳牙和恒牙着色并永久性变黄色、灰色、黄褐色甚至黑色等。20世纪60至70年代,四环素类药物的滥用导致大量四环素牙患者出现。目前我国明文规定不允许对儿童使用四环素类药物,现已很少出现新发患者。患者牙齿着色深浅与四环素类药物的用药剂量和用药时间相关,剂量越大,时间越久,牙齿着色越深,严重者可见黄褐色、灰棕色,甚至黑色。四环素牙主要影响美观,需要改善的患者可进行牙齿漂白或贴面修复治疗,绝大多数患者可达到预期美白效果。

氯霉素

氯霉素口服吸收快而完全,可广泛分布于全身各组织和体液中,脑脊液中分布浓度较其他抗生素高,主要经肝代谢,经肾排泄。

【药理作用】

氯霉素的作用机制为抑制菌体蛋白质合成,属速效抑菌药。抗菌谱广,对革兰阳性菌和革兰阴性菌均有抑制作用,对后者作用较强,尤其对伤寒沙门菌、流感嗜血杆菌作用最强,高浓度时有杀菌作用;对厌氧菌、百日咳杆菌、布鲁杆菌也有较强作用;对立克次体和沙眼衣原体、肺炎衣原体等也有效。

【临床应用】

因氯霉素毒性反应严重,全身应用可作为伤寒、副伤寒的用药选择,一般不作为首选,其他则少用。局部滴眼可用于治疗各种敏感菌所致的眼内感染、全眼球感染、沙眼和结膜炎。

【不良反应和注意事项】

1.抑制骨髓造血功能　是限制氯霉素应用的最严重的毒性反应,表现为红细胞、粒细胞及血小板减少。分两种类型:一是可逆性抑制,表现为白细胞和血小板减少,并伴有贫血,与剂量和疗程有关,停药后可逐渐恢复;二是不可逆的再生障碍性贫血,与剂量、疗程无直接关系,发生率低,一旦发生常难逆转,死亡率高。氯霉素用药应严格掌握适应证,用药前、后及用药期间应系统监护血象,发现异常应立即停药。避免长期用药。

2.其他　新生儿、早产儿用药可致灰婴综合征;也可发生胃肠反应、二重感染、中毒性精神病、皮疹、药热等。肝肾功能不全者、新生儿,尤其是早产儿、妊娠期妇女、哺乳期妇女禁用。

【知识拓展】

灰婴综合征

灰婴综合征是指在妊娠期,尤其是妊娠末期和临产的24 h内孕妇使用氯霉素,可致使出生的新生儿出现呕吐、呼吸急促或不规则、皮肤发灰、低体温、软弱无力等症状,甚至造成死亡。妊娠期使用氯霉素,可通过胎盘进入胎儿体内。在正常情况下,氯霉素与葡萄糖醛酸结合成为无活性的物质从肾脏排出。但是,胎儿肝脏内某些酶系统发育不完全,使氯霉素与葡萄糖醛酸结合能力较差。因此,氯霉素便在胎儿体内蓄积,进而影响新生儿心血管功能,导致出现上述"灰婴综合征"的症状。

二、实验部分

【目的】

1.掌握评价药物体外抗菌作用强弱的方法、步骤。
2.熟悉菌种的接种方法。
3.了解菌种的培养方法。
4.能够根据抑菌圈直径或抑菌距离的大小来评价药物抗菌作用强弱。
5.培养学生严谨、爱岗敬业、细心踏实的职业素养和一丝不苟的工作态度。

【原理】

药物在琼脂培养基中扩散,在药物有效浓度的范围内形成抑菌圈或抑菌距离,以抑菌圈直径或抑菌距离的大小来评价药物抗菌作用强弱。

【对象】

试验菌种。

【材料】

1.器材　显微镜、琼脂平板、无菌涂布棒、37 ℃培养箱、灭菌小试管(2 mL)、试管架、无菌吸管(0.5 mL、2 mL)、灭菌小棉签、小镊子、圆形滤纸(直径为6 mm)、培养皿。

2.药品　灭菌牛肉膏汤、肉汤琼脂平板、金黄色葡萄球菌209-P标准株。药品青霉素、链霉素、四环素、氯霉素、红霉素、碘酊。

【步骤】

1.试管法　取灭菌小试管10只，按1~10编号，排列于试管架上。无菌操作,分别加入牛肉膏汤0.5 mL。用吸管吸取40 U/mL的青霉素药液0.5 mL放入第1管，并反复吸匀。从第1管吸出0.5 mL放入第2管，吸匀后吸出0.5 mL放入第3管，依此法逐管稀释至第9管。第10管不加药液作为对照管。

各试管加入0.5 mL新鲜配制的稀释浓度为10^{-4}M的金黄色葡萄球菌209-P菌液，放入孵箱内于37 ℃孵育24小时后取出，肉眼观察细菌生长情况并记录于表4-3-1中。细菌不生长的最小浓度为青霉素对金黄色葡萄球菌的MIC。

表4-3-1　试管法结果记录

管号	1	2	3	4	5	6	7	8	9	10
稀释倍数	1	1/2	1/4	1/8	1/16	1/32	1/64	1/128	1/156	0
稀释浓度	10	5	2.5	1.25	0.625	0.313	0.16	0.08	0.04	—
有无浊度										

2.纸片法　以灭菌小棉签蘸取金黄色葡萄球菌液，刚浸湿整个棉签为度，轻轻地从4个方向均匀涂布于整个琼脂平板表面。

取2 000 U/mL青霉素、2 000 μg/mL链霉素、四环素、氯霉素、红霉素、2.5%的碘酊各2 mL分装于试管中。用无菌小镊子取圆形滤纸12张，每两张浸于同种药液中，浸透后取出，沥去多余的药液。将2片含一种药液的滤纸分别放在已接种细菌的琼脂平板表面的不同区域。为了使位置间隔准确，最好事先在底部用标记笔做上记号。

将培养皿放入孵箱内于37 ℃培养24小时观察纸片周围有无抑菌圈，将结果记录于表4-3-2中。测量抑菌圈的直径，比较各药的抗菌效应。

表4-3-2 片法结果记录

药物	药物抑菌圈直径(mm)
青霉素	
链霉素	
四环素	
氯霉素	
红霉素	
碘酊	

【注意事项】

1.以上各步操作要严格的无菌操作,镊子和无菌涂布棒都消毒之后再使用。

2.含药滤纸片接触琼脂后就不能再移动,因此含药滤纸片贴在琼脂板上一定要一次性固定好。

3.由于培养基的质量和药液的浓度都会影响试验结果,因此,必须设立对照。一般需设细菌对照和稀释液对照。判定结果时,前者在不加药情况下,细菌应能在培养基内正常生长;稀释液对照应无抗菌作用。

4.应根据试验菌的营养需要配制培养基。倾注平板时,厚度合适(约5~6 mm),不可太薄,一般90 mm直径的培养皿,倾注培养基18~20 mL为宜。培养基内应尽量避免有抗菌药物的拮抗物质,如钙、镁离子能减低氨基糖苷类的抗菌活性。

5.细菌接种量应恒定,如太多,抑菌圈变小,能产酶的菌株可破坏药物的抗菌活性。

【附注】

牛肉膏汤液体培养基的制备方法如下。

培养基组成:牛肉膏0.3%、蛋白胨1%、氯化钠0.5%。配制时先用加热的蒸馏水将上述3种物质溶化,再加蒸馏水至100 mL,然后用20%氢氧化钠调节pH值至6.9~7.0(适用于金黄色葡萄球菌等培养)。用三角烧瓶包装好,以15~20Pa压力灭菌20分钟。

【病例讨论】

患者,男,60岁,上腹疼痛一周左右,同时返酸,胃灼热,患者自述空腹和夜间疼痛明显。确诊为十二指肠溃疡伴幽门螺杆菌感染。

治疗药物:

阿莫西林0.5 g,3次/d 口服。

枸橼酸铋钾1包,3次/d 温水冲服。

问题:

1.阿莫西林、胶体铋剂可以合用吗?

2.哪些抗菌药物可以对抗幽门螺旋杆菌?

【思考题】

1.什么是抗菌谱?

2.什么是抗菌活性?

3.什么是最低抑菌浓度?

(高青)

任务四
红霉素的配伍实验

一、导学部分

红霉素

红霉素(erythromycin)是从链霉菌培养液中提取的大环内酯类抗菌药物,呈碱性,在碱性的环境中抗菌作用较强。

【药理作用】

红霉素抑制细菌蛋白质的合成,起到快速抑菌的作用。

【临床应用】

1.红霉素与青霉素抗菌谱类似但略广,可作为青霉素过敏或者耐药的替代药物。
2.军团菌感染、沙眼衣原体感染、弯曲杆菌感染等的首选。
3.白喉、支原体肺炎的首选。
4.厌氧菌引起的皮肤、软组织、口腔感染。
5.预防风湿热及感染性心内膜炎。

【不良反应及注意事项】

1.胃肠道反应　红霉素刺激性强,口服常出现恶心、呕吐、腹痛、腹泻等胃肠道反应。
2.局部刺激　红霉素不宜肌内注射,肌内注射可引起注射部位剧烈疼痛。静脉注射过快,易引起血栓性静脉炎。
3.过敏反应　偶见过敏性皮疹、药热等。
4.肝功能损害　长期或大剂量使用,可致肝功能损害,出现转氨酶升高、肝大、胆汁淤积以及黄疸等。应定期检测肝功能,肝功能不全者、妊娠期妇女、哺乳期妇女慎用。
5.假膜性肠炎　长期大量口服红霉素可致肠道菌群失调,引起假膜性肠炎。
6.耳毒性　红霉素过量使用有一定的耳毒性,表现为耳鸣、耳聋,用药期间注意观察患者有无眩晕、耳鸣等症状。
7.心脏毒性　静脉滴注速度过快易出现心脏毒性,表现为心电图异常、心律失常,可发生晕厥,甚至猝死。应该缓慢滴注,禁止与同样有心脏毒性的药物合用,避免加大心脏毒性。

【知识拓展】

假膜性肠炎

假膜性肠炎是一种急性肠道炎症,常见症状有腹泻、发热、腹痛、腹胀、恶心和呕吐,确诊需进行难辨梭状芽孢杆菌培养,因在小肠或结肠的坏死黏膜表面覆有一层假膜而得名。假膜性肠炎多发生在大量使用广谱抗生素后,其实质是肠道内菌群生态平衡失调。本病治疗周期一般为7~10天,一般采用内科治疗,如药物治疗(甲硝唑、万古霉素等)、对症支持治疗,也可采用手术治疗,以改善肠道正常菌群,减轻或消除细菌毒素的作用,改善腹部和全身症状。

二、实验部分

【目的】

1.掌握红霉素溶媒的选择、溶解的方法。

2.熟悉红霉素的抗菌机制。

3.了解红霉素的不良反应。

4.通过该实验充分认识选择溶媒的重要性,并联系临床,正确、合理地分析处方中药物配伍及禁忌。

5.培养学生实事求是的科研态度和勇于探索的精神。

【原理】

红霉素的乳糖酸根离子在不同的溶媒中容易被其他离子置换,从而导致乳糖酸红霉素不同的溶解度。比如用生理盐水做溶媒,氯离子就会置换乳酸根离子,形成盐酸红霉素的沉淀物。

【对象】

乳糖酸红霉素粉针。

【材料】

1.器材　5 mL注射器、玻璃钟罩、镊子。

2.药品　乳糖酸红霉素粉针(每瓶0.3 g)、0.9%氯化钠注射液、5%葡萄糖注射液、注射用水。

【步骤】

1.取3支乳糖酸红霉素粉针,编为1、2、3号,观察颜色,是否有沉淀。

2.1号药瓶加入0.9%氯化钠注射液。2号药瓶加入5%葡萄糖注射液。3号药瓶加入注射用水,均为4 mL。振摇3~5分钟后,观察颜色,是否有沉淀,将结果记录在表4-4-1中。

【结果】

表 4-4-1 红霉素的配伍实验结果

药瓶编号	加入的溶液	颜色	是否有沉淀
1			
2			
3			

【注意事项】

乳糖酸红霉素粉针加入溶液后充分混匀,静置 1 分钟,再进行观察。

【病例讨论】

患者,男,45 岁,因患肺部感染住院。医生给予乳糖酸红霉素(0.5 g/次,2 次/d)静注。用药 10 天后,患者出现严重腹泻,水样便,每日 10 余次,体温 38.5 ℃。

讨论:

1.腹泻可能的原因。

2.应如何处理?

【思考题】

1.红霉素有哪些不良反应?

2.为什么红霉素在不同的溶液中溶解度不同?

3.应用红霉素有哪些注意事项?

(高青)

任务五
磺胺嘧啶溶解度的测定

一、导学部分

磺胺嘧啶

【药理作用】

磺胺类药物与细菌竞争并抑制二氢叶酸合成酶,阻碍二氢叶酸的合成,进而影响核酸和蛋白质的合成,从而抑制细菌的生长繁殖。

【临床应用】

用于流行性脑脊髓膜炎及敏感菌导致的感染。

【不良反应及注意事项】

1. 胃肠道反应　食欲减退、胃部不适、恶心、呕吐等症状,饭后服用可减轻。

2. 神经系统反应　头痛、头晕、乏力、精神不振等。

3. 泌尿系统损害　磺胺类药物的代谢产物溶解度较低,易在肾小管析出结晶损伤肾脏,引起腰痛、尿痛、血尿、结晶尿、蛋白尿、尿少,甚至尿闭。用药期间多喝水,可以提高其溶解度,减少结晶的产生,减轻泌尿系统损害。定期检测尿常规,发现异常及时停药并对症处理。

4. 抑制骨髓造血功能　偶可出现血象异常:粒细胞减少、血小板减少及再生障碍性贫血。蚕豆病患者可发生溶血性贫血。

5. 肝损害　可出现黄疸、肝功能减退,严重者可发生急性重型肝炎,定期检测肝功能,肝功能不全患者慎用。

6. 过敏反应　以皮疹、药热多见,严重者可出现剥脱性皮炎、多形性红斑,甚至死亡。一旦出现过敏反应立刻停药,可使用糖皮质激素进行治疗。

【知识拓展】

百浪多息

链球菌是能够感染人类咽喉、口腔和消化道的细菌,许多人死于链球菌引起的感染性疾病。1932 年,德国化学家合成了一种名为"百浪多息"的红色染料,德国病理学家格哈德·多马克发现,"百浪多息"对于感染溶血性链球菌的小白鼠具有很好的疗效。这时,多马克的女儿感染了链球菌败血病,生命垂危,无药可救。紧急关头,多马克在焦急不安中决定以自己的女儿作人体实验对象,给女儿服用了"百浪多息",挽救了爱女的生命。百浪多息能杀死链球菌,是磺胺类药物中第一个问世的药物,百浪多息的发现和开发开启了化学合成药物发展的新时代。

二、实验部分

【目的】

1. 掌握溶液 pH 值对磺胺类药物溶解度的影响。
2. 熟悉磺胺嘧啶的药理作用、临床应用和不良反应。
3. 了解磺胺类药物的应用方法。
4. 能够规范地开展用药知识的普及,具有一定的突发事件应急救护能力;观察并记录不同溶液对磺胺嘧啶溶解度的影响。
5. 培养学生的社会责任感、使命感;提高对医德的认知水平,培养职业素养和职业操守。

【原理】

磺胺类药物在酸性环境和碱性环境中的溶解度不同。磺胺嘧啶在酸性体液中溶解度低易形成结晶,可直接对肾小管产生损害作用,引起血尿等不良反应。磺胺嘧啶在碱性体液中溶解度高不易形成结晶,所以和碱性药物合用或者多饮水可减轻对肾小管的损害作用,从而保护肾脏。

【对象】

磺胺嘧啶。

【材料】

1. 器材 试管、10 mL 量筒、试管架、pH 值试纸。
2. 药品 1 mol/L 氢氧化钠溶液、0.25 mol/L 盐酸溶液、磺胺嘧啶(SD)、蒸馏水。

【步骤】

1. 取 SD 0.03 g 放入 10 mL 试管中,加蒸馏水 2 mL,摇晃 2 min,观察颜色是否改变、是否完全溶解、是否澄清。

2.用 pH 试纸测试管中液体的 pH 值。

3.逐滴滴加 1 mol/L 氢氧化钠溶液,一边滴一边摇晃试管,观察颜色是否改变、是否完全溶解、是否澄清。

4.待药物溶解时,用试纸测试试管中液体的 pH 值。

5.逐滴滴加 0.25 mol/L 盐酸溶液,一边滴一边摇晃试管,观察颜色是否改变、是否完全溶解、是否澄清。

6.待溶液出现浑浊,有絮状沉淀时候,用试纸测试试管中液体的 pH 值。

7.将结果记录到 表 4-5-1 中。

【结果】

表 4-5-1　磺胺嘧啶溶解度的测定结果

磺胺嘧啶	溶解性	浑浊	澄清	pH 值
蒸馏水				
氢氧化钠				
盐酸				

【注意事项】

1.氢氧化钠溶液、盐酸溶液的用药过程要缓慢,需要逐滴滴加,用量要准确。

2.氢氧化钠溶液、盐酸溶液一边滴加一边摇晃试管,使其充分反应,待试管中药溶解或者生成沉淀时再停止滴加。

【病例讨论】

患者,女,30 岁,胸部疼痛,咳嗽时加剧,咳出铁锈色痰,耳痛、听力下降、耳道内流水、流脓。诊断为肺炎、中耳炎。给予甘草片、氨溴索、磺胺嘧啶进行治疗。

问题:

1.磺胺嘧啶的抗菌机制是什么?

2.使用磺胺嘧啶有哪些注意事项?

【思考题】

1.磺胺类抗菌药物有哪些临床应用?

2.磺胺类抗菌药物有哪些不良反应?

(高青)

任务六
磺胺嘧啶血药浓度的测定

【目的】
1. 掌握磺胺嘧啶血药浓度的测定方法。
2. 熟悉磺胺类药物在体内随时间变化的代谢规律。
3. 了解药物半衰期的测定办法。
4. 通过用药后血药浓度的变化,研究药物从血浆中消除的速率;能够规范地开展血药浓度的监测。
5. 培养学生不怕吃苦、勇于奉献、一丝不苟的工作态度,提升综合素质。

【原理】
在酸性溶液中,磺胺嘧啶可与亚硝酸钠反应,形成重氮盐,重氮盐在碱性溶液中与麝香草酚反应形成橙红色的偶氮化合物,偶氮化合物的颜色深浅与磺胺类药物的浓度成正比。利用分光光度计测定血液中磺胺嘧啶的含量。

【对象】
小鼠(体重 25 g 以上)。

【材料】
1. 器材 1 mL 注射器、小鼠灌胃针头、剪刀、镊子、匀浆器、小漏斗、量筒、刻度吸管、试管、试管架、滤纸、分光光度计。
2. 药品 10%磺胺嘧啶混悬液,饱和草酸钾溶液、5%三氯醋酸溶液、0.5%亚硝酸钠溶液、20%氢氧化钠、0.5%麝香草酚酸溶液、生理盐水。

【步骤】
1. 标准曲线的制备。取试管 8 支编号,1~8 号试管分别依次加入 100 mg%、80 mg%、60 mg%、40 mg%、20 mg%、10 mg%、5 mg%的磺胺嘧啶溶液、蒸馏水 0.2 mL,1~8 号试管再次分别依次加入 5%三氯醋酸溶液 7.8 mL,摇匀。

从每管中取液体 4.5 mL,分别移于另外 8 支试管中。分别加入 0.5%亚硝酸钠溶液 0.5 mL,震荡后并放置 2 分钟,再加入 0.5%麝香草酚溶液 1 mL 摇匀。显色后,用分光光度计选用 540 nm 或 520 nm 波长滤光片作比色测定。以第 8 管作为空白对照,读取其他各管的光密度。在方格纸上以光密度(D)为纵坐标,药物浓度(mg%)为横坐标。绘制磺胺嘧啶的比色测定标准曲线。

2.取小鼠两只,禁食 12 小时,标记 1、2 号、称重。

3.1 号小鼠灌胃 10%磺胺嘧啶混悬液 0.2 mL/10 g。2 号小鼠灌胃生理盐水 0.2 mL/10 g。

4.给药 60 分钟后依次给两鼠眼眶取血 0.2 mL,加入预先置有 7.8 mL 的 5%三氯醋酸的试管内,充分摇匀,10 分钟后用滤纸过滤,取澄清的滤液待用。

5.取 1、2 号小鼠的血液各 4.5 mL,分别加入 0.5%亚硝酸钠溶液 0.5 mL,震荡后并放置 2 分钟,再加入 0.5%麝香草酚溶液 1 mL 摇匀。

6.显色后,用分光光度计选用 540 nm 或 520 nm 波长滤光片进行比色。以 2 号小鼠的相应样品作对照,测定 1 号小鼠的样品。

7.根据标准曲线计算样品中磺胺嘧啶的浓度(mg%),并将结果记录到表 4-6-1 中。

【结果】

表 4-6-1 磺胺嘧啶血药浓度的测定结果

小鼠编号	药物	光密度	药物浓度(mg%)
1 号			
2 号			

【注意事项】

1.每支试管取样量要准确,以免影响实验结果。

2.两鼠眼眶取血处理之后的滤液要澄清,否则影响比色。

【病例讨论】

患者,男,10 岁,被热水烫伤右手背,疼痛,有水泡。给予磺胺嘧啶银乳膏直接涂于创面,约 1.5 mm 厚度。一日 1 次,进行治疗。

问题:

1.磺胺嘧啶银为什么可以用于烫伤?

2.使用磺胺嘧啶银有哪些注意事项?

【思考题】

1.磺胺类抗菌药物有哪些临床应用?

2.磺胺类抗菌药物有哪些不良反应?

(高青)

任务七 氟尿嘧啶对小鼠肉瘤的抑制作用

一、导学部分

氟尿嘧啶

氟尿嘧啶(fluorouracil,5-FU)为胸苷酸合成酶抑制药。

【药理作用】

氟尿嘧啶是尿嘧啶5位上的氢被氟取代的衍生物,在体内经活化途径生成5-氟尿嘧啶脱氧核苷酸(5F-dUMP),抑制胸苷酸合成酶的活性,使脱氧胸苷酸(dTMP)缺乏,继而影响S期的DNA合成代谢。此外,5-FU的代谢物可以结合到RNA上,干扰蛋白质合成。

【临床应用】

氟尿嘧啶对消化系统癌(食管癌、胃癌、肠癌、胰腺癌、肝癌)和乳腺癌疗效较好,对宫颈癌、卵巢癌、绒毛膜上皮癌、膀胱癌、头颈部肿瘤、肺癌、皮肤癌的治疗也有效。

【不良反应及注意事项】

1.氟尿嘧啶对骨髓和消化道毒性较大,应定期检测骨髓功能。如出现严重溃疡、一日腹泻5次以上、血性腹泻、血象异常、白细胞、血小板明显减少时应立即停药。

2.可引起脱发、皮肤色素沉着。

3.偶见肝、肾功能损害,应定期检测骨髓、肝、肾功能。

4.偶见共济失调,临床主要表现为头晕、肢体无力、不能自主协调肌肉运动、步态异常、言语功能障碍和眼球运动异常等。

【知识拓展】

乳腺癌

乳腺癌是乳腺上皮或导管上皮细胞部位发生的恶性肿瘤,与家族史、基因、生殖因素、内分泌、营养、饮食、环境因素等有关。内分泌异常是乳腺癌的主要病因,遗传因素也是乳腺癌发病的高危因素。早期乳腺癌多数无明显症状,大多为乳房无痛性肿块,晚期出现乳头回缩、乳腺皮肤"酒窝症"、橘皮样病变、腋窝淋巴结肿大、全身多器官病变,甚至直接威胁患者生命。

二、实验部分

【目的】

1. 掌握药物对实体型肿瘤的实验治疗方法。
2. 熟悉氟尿嘧啶的抗肿瘤活性。
3. 了解氟尿嘧啶抗肿瘤的作用机制。
4. 能够熟练进行体外肿瘤细胞的接种操作;观察并记录氟尿嘧啶对小鼠肉瘤的抑制作用。
5. 培养学生严谨、认真的职业操守和精益求精的工作态度。

【原理】

氟尿嘧啶在体内通过一系列反应转化为5-氟尿嘧啶脱氧核苷酸,抑制胸苷酸合成酶的活性,影响DNA的合成,也可以掺入RNA,从而干扰蛋白质合成,进而抑制肿瘤细胞的生长。

【对象】

小鼠20只(18~22 g)。

【材料】

1. 器材 注射器、细胞计数板、显微镜、冰箱、天平。
2. 药品 0.25%氟尿嘧啶溶液、灭菌生理盐水、碘酒、70%酒精、小鼠肉瘤细胞。

【步骤】

1. 将小鼠肉瘤细胞计数后用灭菌生理盐水稀释成$1×10^8$个/mL,制成均一的细胞悬液,置4℃冰箱中保存备用。
2. 用碘酒、酒精消毒小鼠右前肢腋下部位皮肤。
3. 用注射器将0.1 mL肿瘤细胞悬液注射刺入腋下皮下组织。
4. 接种24小时后将小鼠随机分组,对照组10只、试验组10只。
5. 试验组各小鼠称重,腹腔注射0.25%的氟尿嘧啶溶液0.1 mL/10 g,每天1次,连续10~14天。
6. 对照组各小鼠称重,腹腔注射生理盐水0.1 mL/10 g,每天1次,连续10~14天。
7. 疗程结束后之次日,将两组小鼠逐只称体重,处死后逐只取肿瘤,称记瘤重,并检查肿瘤有无坏死、感染等情况,并将结果记录于表4-7-1中。

【结果】

表4-7-1 氟尿嘧啶对小鼠肉瘤的抑制作用结果

小白鼠组别	给药名称	平均体重		平均瘤体重(g)	肿瘤抑制率(%)
		给药前	给药后		
对照组					
实验组					

【注意事项】

1.每次吸取细胞悬液前应先摇匀,防止每只小鼠注射的细胞数目不一致。

2.接种操作手法需要熟练,应在较短时间内将全部小鼠接种完毕。

3.刺入皮下后可轻轻摆动针头以验证是否在皮下部位。

4.接种肿瘤的全过程应注意严格消毒,以免因感染而干扰肿瘤生长。

5.剥取瘤块时不要带上周围正常组织及血块,以免影响称重。

6.肿瘤抑制率=(C-T)/C×100%

【病例讨论】

患者,女,40岁,面部有溃疡、丘疹、肿物两月左右,诊断为皮肤癌,给予氟尿嘧啶乳膏涂抹治疗。

问题:

1.氟尿嘧啶抗肿瘤作用机制是什么?

2.应用氟尿嘧啶有哪些注意事项?

【思考题】

1.抗肿瘤药共有的不良反应有哪些?

2.抗肿瘤药按作用机制分为哪几类?

(高青)

项目五 综合实验

任务一 病例分析

【目标】

1. 掌握病历书写规范。
2. 熟悉常见疾病的诊疗过程。
3. 了解理论知识与临床实际的相互关联。
4. 通过对相关临床病例的分析,进一步加深学生对常用药物药理作用、临床应用、不良反应的理解和记忆。
5. 培养学生对常见疾病的诊疗能力。

病例一

患者:刘某某,性别:女,年龄:73岁,汉族,无业。

主诉:10小时前无明显诱因出现左眼红、胀痛、视力大幅度下降,左眼红肿逐渐加重伴头晕、恶心、呕吐,遂来我院就诊。

既往史:有冠心病,13年前行胆囊切除术,无糖尿病史,无肝炎、结核等传染病史,无输血史,无外伤史,无药物过敏史,预防接种史不详。

查体:T 36.5 ℃,P 70次/分,R 20次/分,BP 110/70 mmHg。眼科检查:VOD 0.5,VOS 0.05;测 Goldmann 眼压 od 17 mmHg,os 40 mmHg。双眼睑无充血,左眼睫状充血(++),角膜雾状水肿(++),前房浅,虹膜面未见新生血管,瞳孔呈不规则形状,约 4 mm× 5 mm,对光反应消失。

诊断:
1. 急性闭角型青光眼(左眼急性发作期;右眼临床前期)。
2. 双眼并发性白内障。
3. 冠心病。
4. 胆囊切除术后。

治疗方案：

1. 药物治疗。

降低眼压：硝酸毛果芸香碱滴眼液（左眼：1 滴/次，5～10 分钟一次，3～6 次后每 1～3 小时一次，直至眼压下降；右眼：1 滴/次，6～8 小时一次）；0.25%噻吗洛尔滴眼液（1 滴/次，2 次/天）；醋甲唑胺片（25 mg，bid）；20%甘露醇注射液（250 mL，静脉滴注，100 滴/分钟），待眼压恢复正常后，可考虑手术治疗。

2. 辅助治疗。

3. 视神经保护治疗。

4. 手术治疗。

5. 激光治疗。

讨论题目：

1. 毛果芸香碱、噻吗洛尔、醋甲唑胺、甘露醇分别有哪些药理作用、临床应用？

2. 若两种以上滴眼液联合用药滴眼时，应采用何种方式保证疗效？

参考答案：

1. 答：①毛果芸香碱，药理作用：对眼的作用有缩瞳、降低眼压、调节痉挛；使腺体分泌增加，以汗腺和唾液腺分泌增加最为明显。临床应用包括青光眼、虹膜炎、阿托品等药物中毒的解救。②噻吗洛尔，药理作用：为非选择性的 β 肾上腺素受体阻断药，无内在拟交感活性和膜稳定性，降眼压机制主要是减少房水生成，0.1%～0.5%噻吗洛尔溶液减少房水生成，无缩瞳和调节痉挛等不良反应；临床应用主要是青光眼。③醋甲唑胺，药理作用：通过抑制碳酸酐酶的活性而抑制 HCO_3^- 的重吸收，Na^+ 离子在近曲小管与 HCO_3^- 结合，近曲小管 Na^+ 重吸收减少，水的重吸收减少。临床应用包括治疗青光眼、急性高山病、碱化尿液、纠正代谢性碱中毒。④甘露醇，药理作用：静脉注射后能迅速提高血浆渗透压，使组织间液向血浆转移而产生组织脱水作用，可降低颅内压和眼压。临床应用包括治疗脑水肿、青光眼、预防急性肾衰竭等。

2. 答：两种以上滴眼液要交替使用，每次间隔 10 分钟左右，滴眼每次一滴即够，不宜滴多，以免药液外溢造成浪费。

病例二

患者：王某，性别：女，年龄：35 岁，汉族，农民。

患者 1 小时前因与家人吵闹，自服农药一瓶，把药瓶打碎扔掉，家人发现患者腹痛、恶心，并呕吐 2 次，吐出物有大蒜味儿，逐渐神志不清，急送就医，患者大、小便失禁，出汗。

既往史：患者既往体健，无肝、肾、糖尿病史，无药物过敏史，月经史、个人史、家族史无特殊。

查体:T 36.7 ℃,P 59 次/min,R 30 次/min,BP 110/80 mmHg,平卧位,神志不清,呼之不应,压眶上有反应,皮肤湿冷,肌肉颤动,巩膜无黄染,针尖样瞳孔,对光反射弱,流涎,肺叩诊清,两肺较多哮鸣音和散在湿啰音,心界不大,心率 60 次/min,律齐,无杂音,腹平软,肝脾未触及,双下肢无水肿。

化验:血 Hb 125 g/L,WBC 7.4×10⁹/L,N 68%,L 30%,M 2%,plt 156×10⁹/L

诊断:
急性有机磷农药中毒

治疗方案:
1.迅速清除体内毒物　洗胃、导泻。
2.给予特效解毒剂　胆碱酯酶复活剂(解磷定);抗胆碱药(阿托品)。
3.对症治疗　维持正常心肺功能、保持呼吸道通畅,氧疗、必要时人工呼吸等。

讨论题目:
1.该患者的诊断依据是什么?
2.该患者解毒药物的应用原则是什么?

参考答案:
1.答:①呕吐物有大蒜味儿是有机磷农药中毒的特点,临床表现腹痛、恶心、呕吐、大汗等,并迅速神志不清。②查体发现肌颤、针尖样瞳孔、流涎,两肺哮鸣音和湿啰音,心率慢等毒蕈碱样表现和烟碱样表现。③无其他引起昏迷的疾病史。
2.答:①联合用药,阿托品能迅速缓解 M 样中毒症状。胆碱酯酶复活药不仅能恢复胆碱酯酶的活性,还能直接与有机磷酸酯类结合,能迅速改善 N 样中毒症状,对中枢中毒症状也有一定改善作用,故两者合用能取得较好的疗效。②尽早用药,阿托品应尽量早期使用。磷酰化胆碱酯酶易"老化",故胆碱酯酶复活药也应及早使用。③足量用药,给药足量以保证快速和高效。阿托品足量的指标是 M 样中毒症状迅速消失或出现"阿托品化",即瞳孔散大、口干、皮肤干燥、颜面潮红、肺部啰音显著减少或消失、心率加快等。但需要注意避免阿托品中毒。胆碱酯酶复活药足量指标是:N 样中毒症状全部消失,全血或红细胞中胆碱酯酶活性分别恢复到 50%~60% 或 30% 以上。④重复用药,中、重度中毒或毒物不能从吸收部位彻底清除时,重复给药以巩固疗效。

病例三

患者,男,58 岁,因上呼吸道感染入院治疗,青霉素皮试阴性,应用青霉素类抗生素治疗。后出现胸闷、呼吸抑制等休克症状,判断为青霉素药物引起的过敏性休克。立即停

止使用该药,快速静脉注射0.1%肾上腺素1 mg/mL,并补充血容量,然,抢救无效,患者死亡。

讨论题目:
本案例中过敏性休克的患者,为何用了肾上腺素患者还是死亡了?

参考答案:
答:可能原因:①静脉注射肾上腺素速度过快、剂量过大,引起血压骤升,甚至有诱发脑出血的危险,也可引起心律失常,甚至心室颤动,患者死亡。②肾上腺素未经稀释直接采用静脉注射的方式,患者死亡。过敏性休克时肾上腺素切不可直接静脉使用,务必稀释。可采用皮下注射或肌注肾上腺素0.5~1 mg(小儿0.25~0.5 mg),也可用0.1~0.5 mg缓慢静注(以生理盐水稀释至10 mL);如疗效不好,可改用4~8 mg静滴(溶于5%葡萄糖液500~1000 mL)。③该患者可能有心源性哮喘,就肾上腺素而言,对于肺源性哮喘是救命的,而对于心源性哮喘却是致命的。肾上腺素为肾上腺素受体激动剂,可兴奋心脏,加强心肌收缩力,使心排出量和每搏量增加,这就足以让心源性哮喘致命的,面对这样的患者万万不能使用肾上腺素。④该患者可能长期服用普萘洛尔(β受体阻断剂),应用肾上腺素无效,过敏性休克抢救无效,患者死亡。肾上腺素与β受体阻断剂同时服用时,可发生"矛盾反应",即抵消了肾上腺素的作用,因而虽使用,但无效。对于此类患者,可考虑应用胰高血糖素,几乎不受β受体阻断剂的影响。此药为短效制剂,每5分钟1~2 mg,肌内注射或静脉推注。⑤有可能肾上腺素"变质"了,注射后引起了严重的不良反应,甚至死亡。肾上腺素极不稳定,遇氧化物、碱类、光线及热均可分解变色,其水溶液露置于空气及光线中即分解变为红色,此时的肾上腺素不宜使用。为了安全起见,肾上腺素使用时应临时配置,避免接触日光。

病例四

患者:陈某某,性别:女,年龄:23,汉族,无业。

主诉:发作性意识丧失3年,加重2个月。

现病史:最近1周患者自觉头晕、眼前闪光、黑蒙、异味感、胃气上升感、肢体麻木。3天前突发抽搐,伴随尖叫,发作时头、眼睛、颈、躯干向一侧偏转,肢体伸直、屈曲、阵挛,发作时意识丧失,无口吐白沫、大小便失禁、舌咬伤。发作后全身酸痛、头痛。1天前重复发作,症状相似。因近期发作频繁,遂来我院就诊。

既往史:患者于2019年2月无明显诱因的发作性意识丧失,两眼发直、呼之不应、四肢强直抽搐,伴口角流涎,无尿失禁,无舌咬伤,发作持续2~3 min自行缓解,1~2次/月,无其他不适,未正规治疗。患者自发病来,记忆力逐渐下降,精神欠佳。

查体:未见阳性体征。

辅助检查：头颅 MRI 增强示左侧颞叶及右侧顶叶囊状异常信号，考虑炎性（结核）或囊虫可能性大，不排除肿瘤；动态脑电图示入睡、浅睡期棘、尖波发放；腰穿示脑脊液无色透明，压力 120 mmHg。潘迪氏实验(±)，脑脊液细胞总数 152 个/μL，白细胞 2 个/μL，多核细胞、单核细胞正常，总蛋白 0.83 g/L，脑脊液葡萄糖 3.0 mmol/L，氯 124 mmol/L。未查抗酸杆菌，未见新型隐球菌，脑脊液寡克隆区带阴性，猪囊虫抗体(−)。

诊断：
继发性癫痫（复杂部分性发作、复杂部分性发作继发全身强直阵挛发作）。

治疗方案：
口服丙戊酸钠缓释片(0.5g,bid)，口服卡马西平片(0.3 g/早、0.2 g/午，0.2 g/晚)，仍偶有发作。因服用卡马西平后患者多睡，自行将卡马西平调至(0.2 g,tid)，持续 1 年，发作次数较前频繁。查血药浓度：卡马西平 8.1 μg/mL(4～12 μg/mL)，丙戊酸钠小于 0.02 μg/mL(50～100 μg/mL)。换用其他厂家丙戊酸钠片口服(0.4 g,tid)。复查血药浓度：丙戊酸钠 89.1 μg/mL，患者发作次数明显减少，继续口服丙戊酸钠片(0.4 g,tid)，卡马西平(0.2 g,tid)。因患者发作次数增加，第三次查血药浓度：卡马西平小于 0.01 μg/mL，丙戊酸钠 65 μg/mL。抗癫痫药物未作调整，几日后第四次查血药浓度：卡马西平 5.7 μg/mL，丙戊酸钠 49.3 μg/mL。建议患者加用拉莫三嗪口服(25 mg,qd)，并逐渐加量，将卡马西平逐渐减量至停药，患者发作明显减少。

讨论题目：
1. 丙戊酸钠和卡马西平分别有哪些药理作用？
2. 丙戊酸钠和卡马西平二者联合应用会产生何种相互作用？

参考答案：
1. 答：丙戊酸钠可抑制癫痫病灶异常放电的扩散，对各种癫痫均有一定疗效，为广谱抗癫痫药；卡马西平治疗浓度能降低神经细胞膜对 Na^+ 和 Ca^{2+} 的通透性，从而降低细胞的兴奋性，延长不应期，抑制癫痫病灶异常放电及扩散，是一种安全、有效的抗癫痫药，对精神运动性发作疗效较好，至少 2/3 病例的发作可得到控制和改善，对大发作和单纯部分性发作有效，为首选药之一，对癫痫并发的精神症状亦有效。
2. 答：丙戊酸钠和卡马西平二者联合应用比两药单剂量使用时能明显提高皮层惊厥阈值，同时抗惊厥作用持续时间比单剂量用药时明显延长。

病例五

患者：白某某，性别：男，年龄：18，职业：无，民族：汉。

主诉：呼之不应1小时。

现病史：2021年1月3日晚间21点左右，患者在家中突发意识丧失，并伴有恶心、呕吐，无四肢抽搐，无口吐泡沫，无大小便失禁，在家未服用急救药物，21:30由120急救车送往医院，急诊查头颅CT未见出血灶。发病以来，因呕吐，未进食。

既往史：既往体健，否认肝炎及结核病史，否认手术外伤史，无输血史，有吸毒史。

查体：T 35.6 ℃，P 63次/min，R 10次/min，BP 100/60 mmHg，双臂可见静脉注射痕迹。神经科查体：意识呈浅昏迷状态，双侧瞳孔等大等圆，直径1 mm，对光反射迟钝，睫毛反射、角膜反射存在。痛刺激四肢可见躲避反射，双下肢病理征未引出。脑膜刺激征阴性。余查体均不能配合。

辅助检查：急诊头颅CT：未见新发出血灶及大面积梗死灶。

诊断：
阿片类吸毒过量中毒。

治疗方案：
1.支持治疗　立即给予通畅气道，抽取动静脉血，化验血气分析，测末梢血糖、血常规、生化、凝血功能；心电监护；立即建立静脉通道；根据血气及呼吸情况，准备好气管插管。

2.药物治疗　静脉通道建立后，纳洛酮静脉注射0.4 mg，若无理想疗效，可2~3分钟后重复给药，最大不超过10 mg。根据化验结果，可给予对症治疗。

讨论题目：
1.阿片类镇痛药有哪些药理作用，临床应用和不良反应有哪些？过量中毒会出现什么症状？
2.使用纳洛酮的机制是什么？其逆转中毒症状后可能会出现什么症状？

参考答案：
1.答：阿片类镇痛药药理作用有：①对中枢神经系统有镇痛、镇静、欣快感、抑制呼吸、镇咳、缩瞳、引起恶心呕吐、抑制下丘脑内分泌功能。②扩张血管，引起体位性低血压、颅内压升高。③兴奋胃肠道平滑肌和括约肌引起便秘；引起胆道平滑肌和奥狄括约肌收缩，引起上腹部不适，诱发胆绞痛。兴奋输尿管平滑肌，提高膀胱括约肌张力，引起尿潴留。大剂量收缩支气管平滑肌加重哮喘；对抗缩宫素兴奋子宫的作用，使产程延长。④抑制免疫系统，抑制淋巴细胞增殖、减少细胞因子的分泌、降低自然杀伤细胞的细胞毒作用。抑制人类免疫缺陷病毒蛋白诱导的免疫反应。临床应用有：急性锐痛、心源性哮喘、腹泻。不良反应有：眩晕、嗜睡、恶心、呕吐等副作用、耐受性和依赖性、急性中毒。过量中毒表现为昏迷、呼吸深度抑制、针尖样瞳孔三大特征,常伴有体温下降、发绀、血压降低甚至休克。

2.答:纳洛酮为阿片受体阻断药,对各型阿片受体亚型均有竞争性阻断作用,能迅速翻转阿片受体激动药中毒所致的呼吸抑制。

病例六

患者:胡某某,性别:男,年龄:58 岁,职业:司机。

主诉:7 天前出现头晕,并不断加重,感觉头重脚轻。

现病史:患者 10 年前体检时发现血压 140/95 mmHg,无不适,未诊治。此后间断测血压,最高达 150/100 mmHg,无头晕、头痛、恶心、食欲亢进、乏力、面色苍白等不适,不规律应用降压 0 号治疗。10 天前,无明显诱因出现头晕,伴头痛,无视物旋转、肢体活动不利、黑蒙、耳鸣、心悸、恶心、尿中泡沫增多、水肿、食欲亢进、乏力、面色苍白等不适,测血压 170/100 mmHg,于医院就诊。

既往史:发现血清胆固醇增高 5 年,近期血清总胆固醇 T-CHO 5.55 mmol/L,甘油三酯 TG 1.54 mmol/L,高密度脂蛋白胆固醇 HDL-C 1.02 mmol/L,低密度脂蛋白胆固醇 LDL-C 4.07 mmol/L,未用药治疗。吸烟史 20 年,20 支/日。

查体:BP160/100 mmHg(左上肢),150/90 mmHg(右上肢),未闻及颈部血管杂音。双肺呼吸音清晰,未闻及干湿啰音,心音有力,心律齐,HR 78bpm,$A_2<P_2$,各瓣膜听诊区未闻及杂音,未闻及心包摩擦音。腹软,无压痛、反跳痛及肌紧张,肠鸣音正常,4 次/min,未闻及血管杂音。双下肢不肿。双侧足背动脉对称有力。

辅助检查:超声心动图:左房、左室增大,室间隔增厚,左室舒张功能减退,LVEF 60%。心电图:窦性心律,心电轴不偏,左心室肥厚。

诊断:
原发性高血压病 3 级,高脂血症。

治疗方案:
氨氯地平片口服(5 mg/次,qd),氯沙坦片(50 mg/次,bid),阿托伐他汀片(10 mg/次,qd)。

讨论题目:
1.氨氯地平和氯沙坦片治疗原发性高血压的机制是什么?为何二者可以联合应用?
2.阿托伐他汀的作用机制是什么?应用时应注意哪些不良反应?

参考答案:
1.答:①氨氯地平属第三代钙通道阻滞药,为长效钙通道阻滞药,选择性阻滞钙通道,抑制细胞外 Ca^{2+} 内流,有心脏抑制、松弛血管平滑肌及抗动脉粥样硬化等作用。氯沙坦

为强效选择性 AT_2 受体阻断药,使血管扩张、血压下降、心脏负荷减轻、抑制醛固酮分泌,并可阻止或逆转心血管重构,改善心功能。还可增加肾血流量和肾小球滤过率,增加水、钠及尿酸排泄,具有肾脏保护作用。②氨氯地平属二氢吡啶类钙通道阻滞剂,具有直接扩张动脉的作用,氯沙坦通过阻断 RAAS,既扩张动脉又扩张静脉,故两药有协同降压作用。二氢吡啶类钙通道阻滞剂常见不良反应有踝部水肿,可被 ARB 消除。小剂量长效二氢吡啶类钙通道阻滞剂加 ARB 初始联合治疗高血压患者,可明显提高血压控制率。

2. 答:①阿托伐他汀通过抑制肝细胞合成胆固醇的限速酶使 CH 合成受阻,血浆中 CH 浓度降低。也可通过负反馈调节使肝细胞表面 LDL 受体数量增加、活性增强,从而能与更多 LDL 结合,并将其转运至外周组织,以此降低血浆中 LDL 浓度。②阿托伐他汀常见不良反应有胃肠道刺激,部分患者出现头痛、皮肤潮红、视物模糊及味觉障碍,偶可出现无症状性血清氨基转移酶及肌酸激酶升高。可引起横纹肌溶解症,出现全身肌肉疼痛、乏力、发热、肌红蛋白尿等,严重者甚至可导致急性肾衰竭。

病例七

患者:周某某,性别:男,年龄:40 岁,职业:农民。

主诉:1 小时前输液时出现心悸、血压下降。

现病史:患者 5 天前受凉后感乏力、咽痛,体温未测,自服感冒药后好转,近 2 日出现咳嗽、咳黄色黏痰,来我院门诊就诊后自昨日起一日两次静脉滴注头孢硫脒进行治疗。患者 1 h 前门诊输注头孢硫脒时突发心悸、出汗,随即出现短暂意识障碍,持续 3 min 左右,测血压 80/45 mmHg,呕吐少量胃内容物,无胸闷胸痛、无腹痛,无明显肢体活动障碍及感觉障碍,门诊诊断"过敏性休克",收住入院。

既往史:既往体健,否认肝炎、结核病史,否认原发性高血压病、糖尿病、心脏病史,否认手术及输血史,否认药物及食物过敏史。

查体:BP 135/65 mmHg,神志清,全身皮肤黏膜无黄染,未见瘀点、瘀斑及皮疹,颈软,咽红,双肺呼吸音粗,可闻及少许干性啰音,HR 95 次/min,律齐,腹软,肝脾肋下未触及,双下肢不肿。

辅助检查:白细胞 $11.5×10^9/L$,中性粒细胞 87.5%,胸片提示:支气管感染。

诊断:

过敏性休克、急性支气管炎。

治疗方案:

立即停止头孢硫脒输液,静脉滴注肾上腺素 1 mg(速度:2 μg/min)、地塞米松 10 mg,对症治疗。

讨论题目:
1.地塞米松的作用机制是什么?
2.地塞米松用于过敏性休克时采取何种给药途径?

参考答案:
1.答:①强大的非特异性抗炎作用;②抗免疫作用;③抗毒作用;④抗休克作用。
2.答:过敏性休克时采用静脉滴注。

病例八

患者:郑某某,性别:女,年龄:5岁。
主诉:发热伴咳嗽、咳痰1周。
现病史:患儿发热伴咳嗽、咳痰1周,就诊于社区医院,给予阿莫西林克拉维酸钾口服治疗,在治疗过程中,患儿食欲缺乏,精神差,咳嗽加重,病情无好转。
既往史:患儿既往体健。
查体:T 38.5 ℃,P 96次/分,BP 109/65 mmHg。神志清,精神差,发育正常,双侧瞳孔等大等圆,对光反射灵敏,口唇无发绀,双侧颈静脉无怒张,气管居中,胸廓对称,呼吸幅度正常,心前区未触及震颤,听诊双肺呼吸音粗,右下肺可闻及少量痰鸣音,心律齐,未闻及心脏杂音,腹平软,肝肋下1 cm,无压痛及反跳痛,肠鸣音正常,四肢关节无红肿热痛。
辅助检查:胸片显示右下肺纹理增粗;血常规示白细胞 8.5×10^9/L,中性粒细胞65.3%,淋巴细胞30%。

诊断:
右下肺炎。

治疗方案:
行呼吸道病原体抗体检查;口服阿奇霉素,首剂0.25 g,以后0.125 g,1次/日;雾化吸入。第二天病原学回报示:肺炎支原体抗体(IgM)阳性。治疗后第三天体温恢复正常,第六天停用阿奇霉素。

讨论题目:
1.用阿奇霉素治疗该患者的药理学基础是什么?采用首剂加倍的原因是什么?
2.阿奇霉素在药动学上有什么优点?
3.阿奇霉素的抗菌谱是什么?

参考答案:

1.答:阿奇霉素对肺炎支原体作用强。采用首剂加倍的原因是使其尽快达到稳态血药浓度。

2.答:阿奇霉素在药动学上的优点是口服吸收快、组织分布广、血浆蛋白结合率低,细胞内游离浓度较同期血药浓度高 10~100 倍,$t_{1/2}$ 长达 35~48 小时,为大环内酯类中最长者,每日只需给一次药。

3.答:抗菌谱较红霉素广,增加了对 G^- 菌的抗菌作用,对 G^- 菌作用明显强于红霉素。对肺炎支原体的作用最强。

(王利)

任务二 药理学实验设计

【目标】
1. 掌握药理学实验设计的目的。
2. 熟悉药理学实验设计的基本步骤和原则。
3. 了解论文撰写的基本要求。
4. 通过实验设计范例的讲解,培养学生初步独立完成药理学实验设计的能力。
5. 培养学生严肃认真、一丝不苟的态度、科学严谨、勇于创新的思维和撰写论文的能力。

一、药理学实验设计的目的

药理学是联系基础医学和临床医学的桥梁学科,也是一门实验性学科。传统的药理学实验教学内容主要是验证性实验,实验的重点是演示现象、验证课堂理论、加深对书本理论的理解。传统固定的药理学实验教学模式,对于培养学生真正的实验素质、提高学生的动手能力、开发学生的创新能力和激发学生的求知意识远远不够。本书根据学科特点,对在校学生在完成传统的实验课教学任务的基础上开设实验设计课程,每届学生在参考课题中选取1~3个项目,培养学生独立完成实验设计全部内容的能力,以弥补传统实验之不足。

设计性实验又称探索性实验,是指给定实验目的、要求和实验条件,学生自己设计实验方案,并加以实施的实验。设计性实验是采用科学的逻辑思维,配合实验方法和技术,对拟定的研究目的进行的一种探索性研究。

设计性实验与验证性实验相比具有综合性、探索性和密切结合科研应用实际的特点。学生在教师的指导下,自选科研性实验课题,查阅文献,设计实验方案,完成实验项目,撰写实验论文。通过自主设计实验,使学生初步掌握医学科学研究的基本程序和方法,培养学生的自学能力、科学创造性思维能力、运用知识解决实际问题的能力,提高学生的综合素质,为培养合格医学人才奠定基础。

二、药理学实验设计的基本步骤

设计性实验的基本过程包括:选题、设计、开题、实验、收集实验资料、整理分析实验资料和撰写论文几个阶段。

（一）选题

选题是科研中的首要问题,需要认真查阅大量文献资料,了解有关研究的历史和现状,包括已取得的成果和尚未解决的问题,结合实验室的条件、仪器设备,经过科学思考,找出所要探索研究的内容,形成假说,进而确立明确的研究题目。一个好的选题应同时具有创新性、科学性、可行性、实用性。

1.创新性　是指研究内容新颖,紧追本学科的前沿,提出新规律、新技术和新方法。从某种意义上来说,没有创新性的实验不算科学研究。

2.科学性　即课题研究要有理论基础和事实依据,必须符合科学原理;预期结果要合理,研究方法要正确严谨。

3.可行性　是指在选题时要考虑实现的可能性。一个课题的选择必须从研究者的主、客观条件出发,综合考虑研究者的学术水平、技术水平和实验室条件,把课题的创造性和可行性有机地结合起来。

4.实用性　是指选题既要有理论意义又要有实践意义,能够明确提出要解决的问题,并且能够集中解决1~2个问题,切忌范围过宽。

药理学设计性实验的选题,以《药理学》教科书为基础,围绕药理学和相关学科的理论知识和相关文献,学生可以自由选题,也可以由代课教师结合本学科的科研成果与研究方向,结合实验课教学内容,先给学生拟定实验方向,通过指导学生利用课余时间查阅文献资料进行立题设计,再由教师对实验课题的科学性、创新性和可行性进行论证。

选题范围如下。

（1）学科学习中碰到的问题,如庆大霉素的毒性作用等。

（2）建立一种新的动物模型及评价该模型的指标,如模型的稳定性、重复性,方法是否简单、实用,建立的模型是否能解决临床实际问题并具有推广使用价值。

（3）对原有实验方法的改进,完善以往的实验方法并加以证实。

（4）研究某些药物的体内代谢过程或作用机制。

（5）探讨治疗某些疾病或病理过程的新方法。

（二）设计

设计的实验方案内容应详细并具备可操作性,具体内容和要求如下。

（1）在实验设计方案首页标明学生专业、班级、姓名、学号,以便于归档保存和查阅。

（2）立题依据、研究的目的、意义,以及要解决的问题和国内外研究现状。

（3）实验对象的品种、规格和数量。根据研究目的的不同,医学研究的对象可以是人、动物,也可以是某个器官或细胞。

（4）实验器材与药品(器材名称、型号规格和数量;药品或试剂的名称、规格、剂型和使用量),包括特殊仪器与所需药品。

（5）实验方法与操作步骤,包括实验的技术路线、实验的进程安排、每个研究项目的具体操作过程,以及设立的观察指标和指标的监测手段。实验方法与操作步骤必须遵循重复、随机、对照三个基本原则。

1)重复:是实验设计的首要原则,重复有两个方面的含义即重现性和重复性。重现性是指在同等条件下可以得到相同的实验结果,精确可靠的实验结果应能在相同的条件下重复出来,只有能够重现的实验结果才是科学可靠的结果;不能重现的结果可能是偶然结果,这种结果是没有科学价值的。重复性就是实验要有足够的次数和例数,例如每一次动物实验都需要一定数量的动物。重复性具有两个方面的意义,一方面是控制随机误差和提高实验结果的可靠性,另一方面是对实验结果重现性的验证。

2)随机:即在抽样时必须使总体中每一个体都有被抽到机会,这样所抽到的样本对总体就会有较好的代表性;同样,在分组时必须使每个实验对象都有相同的机会接受分配和处理,这样可以消除主观因素或其他偏性误差的影响。

3)对照:是比较的基础,是实验设计的重要原则之一,医学实验中对照的类型有空白对照、阳性对照、自身对照、实验对照、组间对照。空白对照:又称正常对照,不加任何处理因素,用于观察不加处理的实验对象的反应和观察指标的变化。阳性对照:是指同样的实验条件下,设立给予同类药物中已知标准品实验组,以便检查实验方法及技术的可靠性。自身对照:即在同一个体观察用药前后观测指标的变化,或者两种药物一前一后交叉比较,减少个体差异的影响。实验对照:指对实验对象进行与实验组同样的处理,但是不给药物,目的在于消除实验过程中麻醉、注射、手术等处理过程对于实验结果的影响。组间对照:指将条件基本一致的不同个体随机分组,分别接受对照处理和试验处理,比较两组或几组间的差异。观察指标应具有特异性、客观性、关联性、重复性、精确性、灵敏性和可行性。

(6)可能遇到的问题及解决措施。

(7)注明参考文献。

(8)指导老师修改、完善实验方案。

(三)开题

开题报告是课题确定之后,课题负责人把撰写的课题概况向专家、老师及学生进行陈述,然后由他们进行评议。主要说明课题研究的背景、意义,课题组是否有条件进行研究以及准备如何开展研究,也可以说是对课题的再论证和再设计。开题报告是提高选题质量和水平的重要环节,通过开题报告进一步明确研究思路,完善实施方案,明晰研究技术路线,对课题进行再论证。

(四)实验

按照实验设计方案和操作步骤认真进行预实验,在预实验过程中,学生要做好各项实验的原始记录。实验结束后,应及时整理实验结果,发现和分析预实验中存在的问题和需要改进、调整的内容,并向指导老师进行汇报,得到老师的同意之后,在正式实验时加以改正。正式实验按照修改后的实验方案和操作步骤认真进行实验,做好各项实验的原始记录,实验结束后及时整理实验数据。

（五）收集实验资料

实验结果的记录归纳与分析,各实验小组在实验过程中认真记录实验结果,实验结束后进行实验数据的归纳和处理。

（六）整理分析实验资料和撰写科研论文

在认真完成实验数据的整理分析后,每个学生按照格式要求撰写论文。一篇完整的科研论文通常由以下部分依次组成:标题、作者及作者所在单位、中文与英文摘要、正文（包括前言、材料与方法、结果与讨论）以及参考文献。

1. 标题　力求简明、准确地反映文章主题。一般不超过20个字,以不设副标题为好,一般不使用缩略语。

2. 作者署名　论文署名不宜过多,应是参加选题和设计、参与具体工作、能对研究结果负责者。

3. 摘要　论著需附400字左右的中文摘要及1 000个词左右的英文摘要,内容必须包括目的（Objective）、方法（Methods）、结果（Results,应给出主要数据）、结论（Conclusion）四部分,各部分冠以相应的标题。摘要不分段,用第三人称撰写。英文摘要应包括文题、作者姓名（汉语拼音）、单位名称、所在城市名和邮政编码。

4. 关键词　论著需标引2～5个关键词。尽量使用美国国立医学图书馆编辑的最新版《Index Medicus》中医学主题词表（MeSH）内所列的词。如果尚无相应的词,处理办法:①选用直接相关的几个主题词进行组配;②根据树状结构表选用最直接的上位主题词;③必要时,可采用习用的自由词,但要置于最后。关键词中不能用缩写,如"HBsAg"应标引为"乙型肝炎表面抗原"。

5. 图表　每幅图表各占1页,集中附于文后,分别按其在正文中出现的顺序连续编码。每幅图表应冠有文字简明准确的图（表）题。说明性的文字应置于图表下方,并需注明图表中使用的全部非公知公用的缩写。一般采用三横线表,要求表内数据同一指标有效位数一致。照片要求有良好的清晰度和对比度,若用人像应征得本人的书面同意或遮盖其能被辨识的部分,大体标本照片在图内应有尺度标记,病理照片应有图说明、染色方法和放大倍数。引用他刊的图表,应注明出处。

6. 计量单位　实行国务院1984年2月颁布的《中华人民共和国法定计量单位》,并以单位符号表示,具体使用参照中华医学会编辑出版的《法定计量单位在医学上的应用》一书,计量单位用正体。

7. 数字　执行GB/T15835-1995《关于出版物上数字用法的规定》。公历世纪、年代、年、月、日、时刻和计数、计量均用阿拉伯数字。小数点前后超过3位数字时,每3位数一组,组间空1/4汉字空,但序数词和年份、页数、仪表型号和标准号不分节。

8. 缩略语　文中尽量少用。必须使用时于首次出现处注明全称,然后用括号写出缩略语或英文全称及缩略语,后两者间用","分开。缩略语不得移行。

9.参考文献　按 GB7714-87《文后参考文献著录规则》,采用顺序编码方法,依照其在文中出现的先后顺序用阿拉伯数字标出。尽量避免引用摘要作为参考文献,不得引用未公开发表的文章作为参考文献。参考文献必须由作者与原文核对无误,按引用先后顺序排列于文后。

三、文献综述的撰写

文献综述是指在全面搜集、大量阅读有关研究文献的基础上,经过归纳整理、分析鉴别,对所研究的问题在一定时期内已经取得的研究成果、存在问题以及新的发展趋势等进行系统、全面的叙述和评论。在决定论文研究题目之前,通常必须关注的几个问题是:研究所属的领域或其他领域对这个问题已知部分有多少;已完成的研究有哪些;以往的建议与对策是否成功;有没有新的建议、研究方向和议题。文献综述是一切合理研究的基础,一个成功的文献综述,能够以其系统的分析评价和有根据的趋势预测,为新课题的确立提供强有力的支持和论证。

（一）文献综述的特点

1.综合性　综述既要以某一专题的发展为纵线反映当前课题的进展,又要从国内到国外进行横向的比较。在拥有大量素材基础上,经过综合分析、归纳整理、消化鉴别,使材料更精炼、更明确、更有层次和更有逻辑,进而把握课题发展规律并预测其发展趋势。

2.评述性　是指作者全面地、深入地、系统地论述某一方面的问题,对所综述的内容进行分析、评价,反映作者的观点和见解。

3.先进性　综述是搜集课题最新资料、获取最新内容,将最新的信息和科研动向及时传递给读者,而不是写科学发展的历史。

4.综述的内容和形式灵活多样,无严格的规定,篇幅大小不一,可以是几十万字甚至是上百万字的专著,也可数千字。

（二）内容要求

1.选题新颖　综述的选题必须是近期未曾刊载过的。

2.说理要明　综述必须有充分的资料,以事实为依据,决不能异想天开的臆造数据,将自己的推测作为结论。要求作者在写作时思路清晰,先写什么、后写什么、写到什么程度,都要有一个统一的构思。

3.文献要新　由于现在的综述多为"现状综述",在引用文献中70%的参考文献应为3年内的文献。

（三）格式与写法

综述一般包括题名、作者、摘要、关键词、正文、参考文献几部分。其中正文部分又有前言、主体和总结组成。

1.前言　一般用200~300字的篇幅提出问题,包括写作的目的、意义和作用,综述问题的历史、资料来源、现状和发展动态,选择这一专题的目的和动机、应用价值和实践意义。如果属于争论性课题,要指明争论的焦点所在。

2.主体 主要包括论据和论证。通过提出问题、分析问题和解决问题,比较各种观点的异同点及其理论根据,从而反映作者的见解。这部分应包括历史发展、现状分析和趋向预测这几个方面的内容。

(1)历史发展 要按时间顺序简要说明这一课题提出及各历史阶段的发展状况,体现各阶段的研究水平。

(2)现状分析 介绍国内外对本课题的研究现状及各派观点,包括作者本人的观点。将归纳、整理的科学事实和资料进行排列和必要的分析,对有创造性和发展前途的理论和假说要详细介绍并引出论据;对有争议的问题要介绍各家观点或者学说,进行比较,指出问题的焦点和可能发展趋势,并提出自己的看法;对陈旧的、过时的或已被否定的观点可以从简;对一般读者熟知的问题只要提及即可。

(3)趋向预测 在纵横对比中肯定综述课题的研究水平、存在问题和不同观点,提出展望性意见,为研究本课题者指明方向。

3.总结 对主体部分所阐述的主要内容进行概括,重点评议,提出结论,最好是提出自己的见解。

4.参考文献 综述应有足够的参考文献,这是撰写综述的基础。它除了表示尊重被引证者的劳动成果及表明文章引用资料的根据外,更重要的是使读者在深入探讨某些问题时,提供查找有关文献的线索。综述性论文是通过对各种观点的比较说明问题的,读者如有兴趣深入研究,可按参考文献查阅原文,因此,必须严肃对待。

(王利)

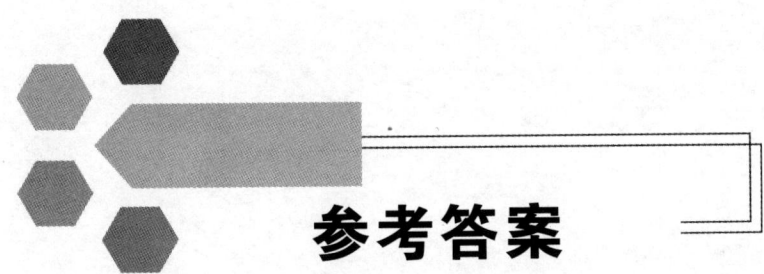
参考答案

参考答案

项目一 总论

任务二 给药剂量对药物作用的影响

【参考答案】

惊厥的治疗首选地西泮,但此患者为新生儿,新生儿惊厥应首选苯巴比妥,因此患者应肌内注射苯巴比妥。

任务三 给药途径对药物作用的影响

【参考答案】

1.该孕妇血压升高、尿蛋白(++)、双下肢轻度水肿,符合妊娠高血压的临床表现,同时该患者血压为 170/110mmHg,随时可发生抽搐,为子痫前期,患者妊娠 37+3 周,尚无宫缩,首要治疗为静脉滴注硫酸镁预防临产前抽搐,因患者剧烈头痛并呕吐 3 次,提示其颅内压较高,故应同时合用甘露醇降低颅内压。

2.静脉滴注硫酸镁后,由于 Mg^{2+} 和 Ca^{2+} 化学性质相似,可特异性竞争 Ca^{2+} 结合位点,干扰运动神经末梢 ACh 的释放,使神经-肌肉接头处 ACh 减少,导致骨骼肌松弛,产生抗惊厥作用,可用于缓解子痫、破伤风等引起的惊厥;甘露醇是治疗脑水肿、降低颅内压安全而有效的首选药物,静脉注射后,能迅速提高血浆渗透压,使组织间液向血浆转移而产生组织脱水作用,可降低颅内压和眼压。

任务四 药物剂型及对药物作用的影响

【参考答案】

此病例中选用布洛芬口服混悬剂有以下优势:

1.混悬剂因颗粒分布均匀,对胃肠道刺激小。

2.相比于固体制剂,小儿服用混悬剂更方便。

3. 混悬剂受食物影响小,易于分剂量给药。
4. 布洛芬口服混悬剂中含有山梨醇,味甜,患者顺应性好。

任务五　尿液 pH 值对阿司匹林排泄的影响

【参考答案】

药物在尿和肾内的浓度要高;选用肾毒性小、副作用少的抗菌药物;单一药物治疗失败时应联合用药;对于不同类型的尿路感染给予不同治疗疗程。

任务六　肾功能状态对药物作用的影响

【参考答案】

控制血压、消除水肿、合理使用抗生素、补充白蛋白。

任务七　肝功能状态对药物作用的影响

【参考答案】

1. 静脉滴注白蛋白、腹水浓缩回输、腹腔-颈内静脉分流术。
2. 首选高效能利尿药呋塞米。

任务八　药物的拮抗作用

【参考答案】

1. 惊厥原因待查;支气管肺炎。
2. ①心电监护;②必要时吸氧;③静脉滴注抗生素治疗肺炎;④雾化吸入,止咳化痰等对症治疗;⑤降温、降颅压等对症治疗;⑥如再次惊厥发作,及时抗惊厥治疗。
3. 常用抗惊厥药有苯二氮䓬类、巴比妥类、水合氯醛和硫酸镁(注射给药)。

任务九　药物基础知识及处方

【参考答案】

1. 量大,术后镇痛药疗程不应超过 3 天。
2. 觅药行为。
3. 是指连续使用后易产生生理依赖性,能成瘾的药品。

规定:取得医师及以上专业资格技术职称者,并经考核取得麻醉药品处方权。

医疗单位对麻醉药品实行专人负责,专柜加锁,专用账册,专用处方,专册登记,禁止非法使用、储存、转让或借用。

项目二　神经系统药物

任务一　烟的毒性试验

【参考答案】

1.该患者没有高血压、糖尿病,其最大的危险因素就是长期吸烟,尤其是从未成年时就开始吸烟。烟草对人体动脉血管的损害,是一个长期的过程,烟草通过损伤动脉血管的内膜,导致胆固醇等脂质成分在动脉血管内堆积,形成动脉硬化斑块,逐渐堵塞血管,造成动脉血管供血障碍和人体相关组织的缺血改变,从下肢血管来说,就是造成了下肢动脉的堵塞,患者出现腿部的缺血症状。

此外,随着人们生活水平的提高,高热量、高脂肪的食物也越来越多,产生了大量的三高人群,尤其是越来越多的中青年人群罹患三高,而高血压、高血糖、高血脂与吸烟对人体血管的损害作用具有相互叠加的效应,导致了现在中青年人群多发生动脉闭塞。

2.最常见的下肢动脉闭塞,主要表现为人在腿部活动时,因为血液供应不足产生疼痛、发凉、麻木等感觉,医学上称之为"间歇性跛行",这种疼痛的规律就是适当休息后疼痛缓解,再次活动后疼痛再次出现。但是,当患者的腿部血管堵塞严重,甚至累及腹腔大动脉时,严重的可以造成腿部溃疡、坏疽、甚至阳痿,最终引起腿部的截肢、甚至危及生命。

3.第一,日常工作生活中,一定做到坚决戒烟,从源头上控制,才能最好的疾病预防。

第二,避免高热量、高脂肪食物的摄取,荤素搭配,合理饮食,预防三高的发生。

第三,在工作生活之余,坚持适当的体育锻炼,达到身体的供需平衡,避免不良生活方式造成的危害。

第四,一旦发现有下肢动脉堵塞的因素存在或已经发生,一定要到正规医院血管外科就诊,按照医嘱进行防治。

第五,如果需要进一步药物治疗,一定在医生指导下,做适当的血管检查,根据病情选择合适的药物,切忌自行乱服药、乱停药,这样的危害更大。

任务二　有机磷中毒及其解救

【参考答案】

1.(1)①急性中毒轻度中毒以 M 样症状为主:表现为恶心、呕吐、腹痛、腹泻、大小便失禁、瞳孔缩小、视物模糊、心动过缓、血压下降、出汗、流涎、呼吸道分泌物增加、肺部湿啰音、胸闷、呼吸困难、发绀等。②急性中毒中度中毒同时出现明显的 M 样及 N 样症状,N 样症状表现为:心动过速、血压升高;肌肉震颤、抽搐,严重者导致呼吸肌麻痹。③急性中毒重度中毒时除 M 样和 N 样症状加重外,还有明显的中枢症状。中枢症状表现为:先兴奋、不安,继而出现惊厥,后可转为抑制,出现意识模糊、共济失调、谵语、昏迷、血压下降、呼吸抑制等。

(2)慢性中毒多发生在长期从事有机磷酸酯类农药生产的工人或长期密切接触有机磷酸酯类的人员中。主要症状有头痛、头晕、视物模糊、记忆力减退、思想不集中、多汗、失眠、乏力等,偶见肌束颤动和瞳孔缩小等。

(3)迟发性神经损害是部分急性有机磷中毒患者症状消失后数周乃至月余,出现的进行性上肢或下肢麻痹。

2.阿托品化的指征为瞳孔较前扩大、颜面潮红、腺体分泌减少、肺部湿啰音显著减少或消失、有轻度躁动不安等。达到阿托品化时,有机磷酸酯类中毒的M样症状才算完全解除。

3.有机磷农药中毒表现一般既有M样症状又有N样症状,而阿托品只能解除M样症状,对肌束震颤无效,也不能使胆碱酯酶复活,氯解磷定能迅速解除N样症状,恢复胆碱酯酶的活性,又能直接与游离的有机磷酸酯类结合,形成无毒的磷酰化氯解磷定,由肾排出,阻止有机磷酸酯类继续与胆碱酯酶结合,所以在有机磷农药中毒的解救中需要选用阿托品和氯解磷定合用。

任务三 普萘洛尔的抗缺氧作用

【参考答案】

1.普萘洛尔属于非选择性β受体阻断药,可以阻断支气管平滑肌上的$β_2$受体,使支气管平滑肌收缩,呼吸道阻力增加,所以会出现呼吸困难、喘息,不能平卧等哮喘症状。

2.(1)一般不良反应有恶心、呕吐、胃肠不适、食欲缺乏、头晕、头痛、口干、皮疹等。

(2)心脏抑制:由于对心脏$β_1$受体的阻断作用,可引起心脏抑制,尤其是心功能不全、窦性心动过缓和房室传导阻滞等患者,由于患者的心脏活动过程中交感神经占优势,所以对药物的敏感性提高,会加重病情,甚至引起严重心功能不全、肺水肿、房室传导完全阻滞以致心搏骤停等严重后果。

(3)诱发或加重支气管哮喘:由于对支气管平滑肌$β_2$受体的阻断作用,使支气管平滑肌收缩,呼吸道阻力增加,诱发或加剧哮喘。

(4)外周血管收缩和痉挛:对血管平滑肌$β_2$受体的阻断,可以使外周血管收缩和痉挛,导致四肢发冷、皮肤苍白或发绀,出现雷诺症状或间歇破行,甚至可能引起脚趾溃烂和坏死。

(5)反跳现象:长期应用β受体阻断药突然停药,可引起原来疾病加重,与β受体向上调节有关。

任务四 苯巴比妥钠的抗惊厥作用

【参考答案】

1.本病例最可能的诊断是高热惊厥。

2.患者25天,是新生儿,该病例应该首选苯巴比妥进行治疗。

3.①对患儿进行药物、物理降温,密切观察降温情况及患儿神志、面色,发现异常,及时处理;②如患儿出现惊厥发作,应保持安静,使其头侧位平躺,保持呼吸道通畅,及时清理口腔、咽部分泌物,以防气管堵塞发生窒息;同时给予氧气吸入,迅速改善缺氧状态。

任务五　氯丙嗪的降温作用

【参考答案】

1.锥体外系反应。

2.锥体外系反应有4种表现,不同的表现处理方法也不尽相同。①急性肌张力障碍,表现是眼上翻、斜颈、面部怪相和扭曲、张口困难、角弓反张和脊柱侧弯等。处理:肌注东莨菪碱0.3毫克即可缓解。有时需减少药物剂量或更换锥体外系反应低的药物。或者服用抗胆碱能药物如盐酸苯海索。②静坐不能,表现为无法控制的坐立不安、不能静坐、反复来回走动或原地踏步。处理:苯二氮䓬类药和β受体阻滞剂如普萘洛尔(心得安)等有效,而此时抗胆碱能药物通常无效。③类帕金森症,表现可归纳为:运动不能、肌张力高、震颤和自主神经功能紊乱。处理:服用抗胆碱能药物盐酸苯海索。④迟发型运动障碍,目前尚无有效药物治疗。

3.应用氯丙嗪治疗时应注意。

(1)在患者出现体位性低血压时,即体位发生改变时,血压发生变化,如由躺卧位转为站立位、坐位时,患者出现血压波动,甚至头晕、出汗、晕厥、摔跤等症状,需注意初始用量及缓慢加量调整。

(2)患者服用氯丙嗪时,其镇静作用较强,可能引起血压、血糖、血脂的变化,需定期复查肝肾功能、心电图等,保持健康生活方式。

(3)若出现锥体外系反应,如身体僵硬等,需及时就医。

任务六　镇痛药的镇痛作用

【参考答案】

1.连续用药不应超过2天。

2.表现为幻觉、焦虑、烦躁不安、抑郁、睡眠障碍;重影、视力模糊或眼球震颤;全身不适、打喷嚏、流涕、腹痛、全身肌肉骨骼酸痛、乏力、食欲减退等。

3.反复使用成瘾。规定:医师以上资格并经考核取得麻醉药品处方权。注射剂不得超过2日量,片、酊、糖浆剂不超过3天,连续使用不超过7天。处方保存3年以上,并建册登记。医疗单位对麻醉药品实行专人负责,专柜加锁,专用账册,专用处方,专册登记,禁止非法使用、储存、转让或借用。

任务七　药物对兔眼瞳孔的影响

【参考答案】

1.治疗青光眼的药物主要分为以下几种类型:①缩瞳孔类药物,如毛果芸香碱等,此类药物可通过收缩瞳孔牵拉房角促进房水回流而降低眼压;②β 受体阻断剂,如噻吗洛尔、贝特舒等;③α 受体兴奋剂,此类药物可通过抑制房水的形成来实现眼压降低的功效;④碳酸酐酶抑制剂;⑤前列腺素衍生物;⑥联合型药物。

2.毛果芸香碱治疗青光眼的作用机制是由于毛果芸香碱可以有效地缩小瞳孔,通过牵拉瞳孔,可以增大前房角的宽度以及增加前房深度来有效的促进眼内房水循环,降低眼压。一般用于急性闭角型青光眼的治疗,当急性闭角型青光眼发生时,前房变浅,房角狭窄,导致眼内房水流出道阻塞,无法形成正常的眼内房水循环状态,所以形成了眼压急速升高的临床症状,使用毛果芸香碱可以有效地牵拉瞳孔,增大前房及房角深度,改善眼内房水的循环状态,从而达到治疗青光眼,缓解眼内压波动的临床治疗目的。

3.乙酰唑胺是治疗青光眼的有效药物,是磺胺衍生物,主要适用于各种类型的青光眼,是一种有效降低眼压的辅助药物,用于短期控制各种类型青光眼的急性发作。乙酰唑胺治疗青光眼的机制为:可以抑制睫状体上皮细胞内碳酸酐酶的活性,减少房水的产生,使眼压降低。

任务八　尼可刹米对呼吸抑制的解救

【参考答案】

1.尼可刹米为延髓兴奋药。对呼吸中枢有直接兴奋作用,使呼吸加快加深,其作用迅速、温和,安全范围较大,对大脑皮层、血管运动中枢等也有较弱的兴奋作用。快速静脉注射尼可刹米时可出现血压升高、出汗及肌肉强直。

2.给予尼可刹米时应采用缓慢静脉注射。

3.不良反应少见。大剂量可引起血压升高、心动过速、心悸、出汗、呕吐、肌震颤及肌僵直、咳嗽,中毒时可以出现惊厥。应及时停药以防惊厥。用于中枢性呼吸衰竭,但对呼吸肌麻痹所引起的呼吸抑制无效。

项目三　作用于内脏的药物

任务一　硫酸镁的导泻作用

【参考答案】

1.大量口服硫酸镁后,其 Mg^{2+} 和 SO_4^{2-} 在肠道中难以被吸收,使肠道内容物渗透压升高,肠道内的高渗状态又进一步抑制肠内水分的吸收,增加肠腔容积,扩张肠道,刺激肠道蠕动,从而产生泻下作用。

2.口服:导泻、利胆;注射:抗惊厥、降血压;外用:消炎去肿。

3.口服硫酸镁后,部分镁离子会被肠道吸收,肾功能障碍患者或中枢抑制的患者可能发生毒性反应。妊娠妇女、月经期妇女、体弱和老年人慎用。

任务二　药物对尿生成的影响

【参考答案】

1.不合适。虽然呋塞米可用于治疗心力衰竭和肾功能不全,庆大霉素可用于治疗泌尿道的感染,但两者均有耳毒性,合用时会提高耳毒性的发生率。此外,庆大霉素也具有肾毒性,在患者已有肾功能不全的前提下使用庆大霉素,会加重肾功能损害,因此两药合用不合理。

2.庆大霉素属于氨基糖苷类抗生素;不良反应:肾毒性、耳毒性、过敏反应、神经肌肉接头阻滞。

任务三　药物对血压的影响

【参考答案】

1.刘先生属于2级高血压。

2.常用的治疗高血压的一线药物有:利尿药,代表药为氢氯噻嗪;β受体阻断药,代表药普萘洛尔;钙通道阻滞药,代表药硝苯地平;血管紧张素转化酶抑制药,代表药卡托普利;血管紧张素Ⅱ受体阻断药,代表药氯沙坦。

3.在饮食方面,首先要控制能量的摄入,限制脂肪的摄入,适量摄入蛋白质,多吃含钾、钙丰富而含钠低的食品,限制盐的摄入量,多吃新鲜蔬菜,适当增加海产品摄入;在运动方面,养成持续锻炼的习惯,如散步、慢跑、太极拳、游泳等。同时,要戒烟限酒,保持好的心情,并定期监测血压变化。

任务四　药物对凝血时间的影响

【参考答案】

1.肝素主要作用是抗凝血作用,其抗凝血作用机制主要是通过增强抗凝血酶Ⅲ活性实现的。应用肝素时应测定活化部分凝血活酶的时间,使其延长不超过正常值的1.5倍,否则,出血的可能性增加。因此,肝素过量,活化部分凝血酶时间延长,导致自发性出血。

2.使用肝素过量引起自发性出血,严重出血的特效解救药是鱼精蛋白,鱼精蛋白为一类分子中含有碱性基团的强碱性物质,带有正电荷,能与肝素结合形成稳定复合物而拮抗肝素的抗凝血效果,使肝素失效。

3.肝素最主要的作用是抗凝血作用,在使用过程中,使用不当,如剂量过大,会导致自发性出血。因此,在使用过程中,应当严格遵循医嘱用药,密切关注患者的血常规和出、凝血时间。

任务五 胰岛素过量毒性反应及其解救

【参考答案】

1.该患者是由于注射胰岛素后未及时进食而导致低血糖。

2.平卧并立即口服糖水,必要时静脉注射50%葡萄糖20~40 mL进行救治。

任务六 药物的镇咳作用

【参考答案】

不合理;患者是网约平台司机,所用药物酚麻美敏片中含有马来酸氯苯那敏,患者容易出现嗜睡,另外,患者有较多黏痰,而可待因能抑制支气管腺体分泌及纤毛运动,使痰液黏稠、不易咳出,对黏痰多的患者易造成气道阻塞及继发感染,痰多患者禁用。

任务七 药物的祛痰作用

【参考答案】

1.天气变化注意及时保暖,避免感冒诱发哮喘的发作;戒烟酒等刺激性物质;避免接触冷空气、油漆的气味、油烟味等可能的过敏源;积极锻炼身体,提高自身免疫力;随身携带哮喘急救药品,定期更换。

2.根据患者的症状和诊断结果,可选用:青霉素类、头孢类或大环内酯类抗感染药物治疗肺炎;可选用氨溴索祛痰;可选用沙丁胺醇雾化吸入,缓解支气管哮喘急性发作;必要时给予鼻导管吸氧。

任务八 药物的抗胃溃疡作用

【参考答案】

1.肝功能减退患者用量酌减,长期服用的患者应定期检查胃黏膜有无肿瘤样增生,妊娠期妇女和小儿禁用。

2.拒绝吸烟;避免不良情绪;纠正不良饮食习惯,如浓茶、酒、可乐都会对胃黏膜产生刺激,导致胃酸分泌过多;每日三餐定时吃饭,适度饥饿和饱腹,慢慢咀嚼。

项目四 化学治疗药物

任务一 青霉素的抗菌作用

【参考答案】

1.(1)询问患者有无青霉素过敏史,如对青霉素过敏者禁用。

(2)凡初次注射青霉素G或用药间隔3天以上者以及用药过程中更换不同厂家、不同批号青霉素时均应做皮试。皮试阳性者禁用。

(3)皮试阴性者仍有可能发生过敏性休克,故用药后应观察30 min。

(4)青霉素G应临用时现配。

(5)应避免在饥饿状态下注射青霉素G,并避免滥用和局部用药。

(6)准备好抢救过敏性休克的药物肾上腺素等。

2.青霉素的不良反应主要有过敏反应;青霉素脑病;赫氏反应;局部红肿疼痛、周围神经炎等。

任务二 链霉素的毒性反应

【参考答案】

链霉素耳毒性大,婴幼儿盲目使用链霉素类药物,有产生耳毒性的风险。链霉素肾毒性大,婴幼儿使用应该减少剂量。本病例提示,小儿、老人、肾功能不全者一定要慎用氨基糖苷类抗生素。

任务三 药物的体外抗菌活性实验

【参考答案】

1.阿莫西林和胶体铋剂均具有抗幽门螺杆菌作用,胶体铋剂在酸性环境下形成不溶性保护膜,发挥屏障作用,防止胃酸对黏膜的侵袭。两药合用使十二指肠溃疡愈合率提高,复发率降低。

2.可以对抗幽门螺旋杆菌的抗菌药物有阿莫西林、甲硝唑、替硝唑、庆大霉素、克拉霉素、呋喃唑酮等。

任务四 红霉素的配伍实验

【参考答案】

1.长期应用红霉素后造成肠道菌群失调或二重感染。

2.停用乳糖酸红霉素;适当补液;可用甲硝唑或万古霉素;为避免毒素滞留在肠道内,不用止泻药。

任务五 磺胺嘧啶溶解度的测定

【参考答案】

1.磺胺类药物和对氨基苯甲酸结构类似,与对氨基苯甲酸竞争二氢叶酸合成酶,抑制二氢叶酸的合成,进而抑制DNA的合成,抑制细菌生长繁殖。

2.饭后服用减轻胃肠道反应;用药期间多喝水,可以提高其溶解度,减少结晶的产生,

减轻泌尿系统损害。定期检测尿常规,发现异常及时停药并对症处理;定期监测尿常规;定期检测肝功能,肝功能不全患者慎用。

任务六　磺胺嘧啶血药浓度的测定

【参考答案】

1.磺胺嘧啶银具有磺胺嘧啶和银盐的双重作用。对多数革兰阳性和革兰阴性菌均有抗菌活性,且具有收敛作用,可使创面干燥、结痂和早日愈合,因此可以用于治疗和预防烧烫伤创面感染。

2.磺胺嘧啶银孕妇及哺乳期妇女慎用;避免接触眼睛、口、鼻,减少刺激;新生儿不宜使用;用药部位如有烧灼感、瘙痒、红肿等过敏情况应停药;不宜大面积使用,以免增加吸收中毒。

任务七　氟尿嘧啶对小鼠肉瘤的抑制作用

【参考答案】

1.氟尿嘧啶在体内经活化途径生成 5-氟尿嘧啶脱氧核苷酸,抑制胸苷酸合成酶的活性,使脱氧胸苷酸缺乏,继而影响 S 期的 DNA 合成代谢。此外,5-FU 的代谢物可以结合到 RNA 上,干扰蛋白质合成,进而抑制肿瘤细胞。

2.妊娠期、哺乳期禁用本药;当伴发水痘或带状疱疹时禁用;婴幼儿禁用;注意剂量,不能大剂量使用;注意监测血象。

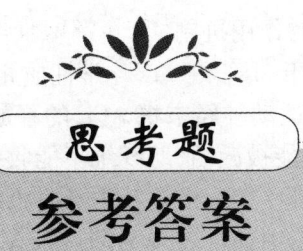

项目一　总论

任务二　给药剂量对药物作用的影响

1.试述药物的剂量与效应关系及其意义。

答：药物的剂量-效应关系是指药理效应与剂量（或血药浓度）在一定范围内成比例。以效应强度做纵坐标、药物剂量或药物浓度为横坐标作图，则得到量-效曲线。通过对量效关系的研究，可定量分析和阐明药物剂量与效应之间的规律，有助于了解药物作用的性质，并为临床用药提供参考。

2.简述巴比妥类药物的药理作用和临床应用。

答：(1)镇静催眠　小剂量巴比妥类药物可起到镇静作用，中等剂量可产生催眠作用。但巴比妥类药物可缩短快动眼睡眠，久用停药后，可"反跳性"地显著延长REMS睡眠时相，伴有多梦，引起睡眠障碍。因此，越来越少用于镇静催眠。

(2)抗惊厥、抗癫痫　苯巴比妥有较强的抗惊厥、抗癫痫作用，主要用于癫痫大发作及癫痫持续状态的治疗，也应用于小儿高热、破伤风、子痫、脑膜炎、脑炎及中枢兴奋药引起的惊厥。

(3)麻醉　硫喷妥钠脂溶性高，静脉注射后几秒钟可进入脑组织，麻醉作用迅速，无兴奋期。临床主要用于诱导麻醉、基础麻醉和脓肿的切开引流、骨折、脱臼的闭合复位等短时手术。

任务三　给药途径对药物作用的影响

1.给药途径不同对药物的作用会产生哪些影响？

答：给药途径是影响药物效应的因素之一，不同的给药途径通过不同的吸收方式从而影响药物吸收的速度和程度，决定药理效应产生的快慢和强弱。通常注射给药比口服吸收快，到达作用部位的时间快，因而起效快、作用显著。给药途径不同，有时还可以改变药物作用的性质，如硫酸镁口服可产生泻下、利胆的作用，注射有抗惊厥、降压作用。

2.简述硫酸镁引起肌无力的作用机制。

答:硫酸镁肌内注射时,由于Mg^{2+}和Ca^{2+}化学性质相似,可特异性地竞争Ca^{2+}结合位点,拮抗Ca^{2+}的作用,从而干扰运动神经末梢ACh的释放,使神经肌肉接头处ACh减少,导致骨骼肌纤维上的N_2受体不能被激活,肌纤维不能收缩,出现肌无力。

3.静脉滴注硫酸镁时应做哪些护理措施?中毒时抢救措施有哪些?

答:注射过量或过速可致镁中毒,表现为肌腱反射消失、呼吸和心脏抑制、血压剧降和心脏骤停。肌腱反射消失是中毒的先兆,连续注射过程中应经常检查肌腱反射。一旦出现中毒症状,应立即停药并进行人工呼吸、静脉缓慢注射氯化钙或葡萄糖酸钙加以对抗。

任务四 药物剂型及对药物作用的影响

1.临床上使用盐酸多柔比星注射液时,常发生骨髓抑制和心脏毒性等严重的不良反应,解决方法之一是将其制成脂质体制剂。脂质体是一种具有多功能的药物载体,其特点有哪些?

答:脂质体是指将药物包封于类脂质双分子层内而形成的微小囊泡,可包封脂溶性和水溶性两种类型的药物。药物被脂质体包封后具有以下特点:①靶向性和淋巴定向性:药物脂质体静脉注射后,主要聚集在脾、肝、肺、骨髓、淋巴结等网状内皮系统中;②缓释和长效性;③细胞亲和性与组织相容性;④降低药物毒性;⑤提高药物稳定性。

2.药物剂型对药物作用有何影响?

答:同一药物由于剂型不同,导致药物的吸收和消除不同,因此所引起的药理效应也不同,如片剂、胶囊和口服液由于药物崩解、溶解速率不同,吸收的快慢和多少各不相同,从而影响药效的快慢和强弱。一般来讲,口服给药的吸收速率为:水溶液>散剂>片剂,注射剂中的水溶性制剂比油溶液和混悬剂吸收快、起效时间短。

任务五 尿液pH值对阿司匹林排泄的影响

1.药物的排泄途径有哪些?影响药物排泄的因素有哪些?

答:药物的排泄途径有肾脏排泄、胆汁排泄、肠道排泄、乳汁排泄、唾液排泄、泪液排泄、汗液排泄及肺排泄。影响肾脏排泄药物的因素有肾功能和尿液pH值。

2.体液pH值对药物的哪些体内过程有影响?有何临床意义?

答:体液pH值对药物吸收、分布、排泄都有影响。临床意义:可以在不改变剂量的情况下,通过改变pH值而明显增强或减弱药物的作用,同时又可减少不良反应。

任务六 肾功能状态对药物作用的影响

1.肾功能状态如何影响药物的作用?

答:肾功能损伤易引起药物在体内蓄积,产生过强或过久的药物作用,甚至发生毒性反应。

2.肾功能状态对临床用药有何指导意义?

答:肾病综合征可引起回肠黏膜水肿使药物吸收不完全,还可导致蛋白尿、水肿和血浆白蛋白降低,使药物与血浆蛋白结合率降低而影响药物分布。

任务七 肝功能状态对药物作用的影响

1.肝功能状态如何影响药物的作用?

答:肝脏中药物代谢酶种类多而含量丰富,因此肝脏是药物代谢最主要的器官;肝功能损伤易引起药物体内蓄积,产生过强或过久的药物作用,甚至发生毒性反应。

2.肝功能状态对临床用药有何指导意义?

答:肝功能损伤易引起药物体内蓄积,产生过强或过久的药物作用,甚至发生毒性反应。因根据肝功能状态适当调整药量。

任务八 药物的拮抗作用

1.简述硫酸镁引起肌无力的作用机制?

答:硫酸镁肌内注射时,由于 Mg^{2+} 竞争 Ca^{2+} 通道,导致流入突触前膜的 Ca^{2+} 减少,突触前膜的 ACh 囊泡不能被激发破裂,ACh 释放减少,骨骼肌纤维上的 N_2 受体不能被激活,肌细胞不能收缩,最终导致肌无力。

2.简述药物的拮抗作用对临床用药有何意义?

答:利用药物的拮抗作用,可解救药物中毒,减轻或避免药物的毒副作用发生。

任务九 药物基础知识及处方

1.简述处方的概念及规格。

答:(1)处方是指由注册的执业医师或执业助理医师(以下简称"医师")在诊疗活动中根据患者的病情为患者开具的由药学专业技术人员审核、调配、核对,并作为患者用药凭据的医疗文书。处方直接关系到患者健康,所以必须严肃认真的开具处方和调配处方,以保证患者用药安全有效。处方还具有法律上的意义,一旦出现用药差错事故时,处方可作为法律凭证。我国《处方管理办法》已于 2006 年 11 月 27 日经原国家卫生部部务会议讨论通过,自 2007 年 5 月 1 日起施行。

(2)处方的内容包括:前记:包括医疗、预防、保健机构名称、处方编号、患者姓名、性别、年龄、门诊或住院病历号,科别或病室和床位号、临床诊断及开具日期等。可添加特殊要求的项目。麻醉药品和第一类精神药品处方还应当包括患者身份证号,代办人姓名、身份证号。

正文：以 Rp.或 R.(拉丁文 Recipe"请取"的缩写)标示，分列药品名称、剂型、规格与数量、用法用量等。书写顺序依次为：每次用药剂量，给药途径，用药间隔。

后记：医师签名或者加盖专用签章，药品金额以及审核、调配、核对、发药药师签名或者加盖专用签章。

2．简述医疗机构取得《麻醉药品、第一类精神药品购用印鉴卡》的审批机关。

答：医疗机构取得《麻醉药品、第一类精神药品购用印鉴卡》的审批机关是所在地区的市级卫生主管部门。

3．简述我国公布的《2018 年兴奋剂目录》中兴奋剂分类。

答：我国公布的《2018 年兴奋剂目录》，兴奋剂共计 323 个品种，分为七大类，包括：①刺激剂(含精神药品)72 个，包括苯丙胺、麻黄碱、咖啡因、士的宁等；②麻醉药品 14 个，包括吗啡、可待因、哌替啶等；③蛋白同化制剂(合成类固醇)84 个；④肽类激素 62 个，包括人生长激素、红细胞生长素、促性腺激素；⑤药品类易制毒化学品 3 个；⑥医疗用毒性药品 1 个；⑦其他(β 受体阻断剂、利尿剂等)87 个。

4．简述我国生产和使用的麻醉药品和第一类精神药品品种。

答：麻醉药品是指对中枢神经系统有麻醉作用，连续用药后易产生生理依赖性和精神依赖性，能成瘾的药品、药用原植物或其他物质。我国生产和使用的麻醉药品有 22 种，包括：可卡因、罂粟浓缩物(包括罂粟果提取物、提取物粉)、二氢埃托啡、地芬诺酯、芬太尼、氢可酮、氢吗啡酮、美沙酮、吗啡(包括吗啡阿托品注射剂)、阿片(包括复方樟脑酊、阿橘片)、羟考酮、哌替啶、瑞芬太尼、舒芬太尼、蒂巴因、可待因、右丙氧粉、双氢可待因、乙基吗啡、福尔可定、布桂嗪、罂粟壳。

精神药品是指直接作用于中枢神经系统，使之兴奋或抑制，连续使用后可产生依赖性的药品。根据精神药品使人体产生的依赖性和危害人体健康的程度，分为两类。我国目前生产和使用的一类精神药品有 7 种，包括：马吲哚、丁丙诺啡、三唑仑、司可巴比妥、哌甲酯、氯胺酮、γ-羟丁酸。

项目二　神经系统药物

任务一　烟的毒性试验

就本次实验谈谈吸烟的危害。

答：吸烟是除了三高(高血压、高血脂、高血糖)之外，对人体动脉血管损害最严重的因素，会造成动脉硬化闭塞，即这些因素会造成血管里的脂质成分在动脉血管内堆积，造成血管堵塞，最终引发风险，血管堵塞严重可以造成心梗、脑梗、甚至下肢的截肢。

任务二 有机磷中毒及其解救

1. 阿托品的药理作用有哪些？

答：阿托品是非选择性 M 受体阻断药，作用广泛。

(1) 抑制腺体分泌：对汗腺和唾液腺作用最强，小剂量就能使其分泌减少，可以导致口干。

(2) 对眼的作用：局部给药、全身给药均可出现。

1) 扩瞳：阿托品能阻断瞳孔括约肌上的 M 受体，致瞳孔括约肌松弛，使去甲肾上腺素能神经支配的瞳孔扩大肌功能占优势，瞳孔扩大。

2) 升高眼内压：由于瞳孔扩大，使虹膜退向四周外缘，前房角间隙变窄，阻碍房水回流入巩膜静脉窦，引起眼内压增高。因此青光眼患者禁用阿托品。

3) 调节麻痹：阿托品能阻断睫状肌上的 M 受体，使睫状肌松弛而退向外缘，悬韧带拉紧，晶状体变为扁平，屈光度降低，不能将近物清晰地成像于视网膜上，而造成视近物模糊不清，只适合看远物。这种不能调节视力的作用，称为调节麻痹。

(3) 解除肠胃和支气管等平滑肌痉挛　对处于痉挛状态的平滑肌作用明显。

(4) 对心血管作用

1) 加快心率：治疗量阿托品(0.4~0.6 mg)可使部分患者心率短暂性轻度减慢。心率加快的程度取决于迷走神经张力，因此迷走神经张力高的青壮年，心率加快明显。

2) 加速房室传导：阿托品可拮抗迷走神经过度兴奋所致的房室传导阻滞和心律失常。

3) 扩张血管：较大剂量阿托品可引起皮肤血管扩张，出现皮肤潮红、温热，尤以面颈部皮肤更明显。

(5) 兴奋中枢：较大剂量(1~2 mg)能兴奋延髓呼吸中枢；更大剂量(3~5 mg)可兴奋大脑皮质，出现烦躁不安等反应；中毒量(10 mg 以上)可产生幻觉、定向障碍、运动失调和惊厥，严重时由兴奋转为抑制，可发生昏迷与呼吸麻痹，最后死于循环与呼吸衰竭。

2. 阿托品的临床应用有哪些？

答：(1) 内脏绞痛：阿托品对胃肠绞痛及膀胱刺激症状疗效较好；对胆绞痛和肾绞痛可以用阿托品和哌替啶合用。

(2) 抑制腺体分泌：用于全身麻醉前给药，以减少呼吸道腺体及唾液腺分泌，防止分泌物阻塞呼吸道及吸入性肺炎发生。也可用于治疗严重的盗汗和流涎症。

(3) 眼科

1) 虹膜睫状体炎：阿托品滴眼液与毛果芸香碱滴眼液交替使用，预防虹膜与晶状体的粘连。

2) 验光、眼底检查：眼内滴用阿托品可使睫状肌松弛，具有调节麻痹作用，此时由于晶状体固定，可准确测定晶状体的屈光度。也可利用其扩瞳作用检查眼底。

(4) 缓慢型心律失常：阿托品用于治疗迷走神经过度兴奋所致的窦性心动过缓、窦房

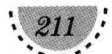

阻滞、房室传导阻滞等缓慢型心律失常。

(5)抗休克：对暴发型流行性脑脊髓膜炎、中毒性痢疾、中毒性肺炎等所致的感染性休克患者，可用大剂量阿托品治疗，能解除血管痉挛，舒张外周血管，改善微循环。若休克伴有高热或心率过快者，不宜使用阿托品。

(6)解救有机磷酸酯类中毒：阿托品可以迅速、有效地缓解有机磷酸酯类中毒的M样症状，是特效的对症治疗药物。

任务三　普萘洛尔的抗缺氧作用

1.简述β受体阻断药的临床应用及注意事项。

答：(1)β受体阻断药的临床应用如下。

1)心律失常：用于治疗多种原因所致的快速性心律失常。

2)心绞痛和心肌梗死。

3)高血压：对心输出量高及肾素活性偏高的Ⅰ、Ⅱ级高血压患者疗效较好。

4)充血性心力衰竭。

5)辅助治疗甲状腺功能亢进症：用于改善甲亢所致的交感神经兴奋的症状，如心率加快、心肌收缩力增强等。

(2)β受体阻断药的注意事项有以下几个方面。

少数人可出现低血糖及加强降血糖药的降血糖作用，掩盖低血糖时的出汗、心悸等症状而出现严重后果，使用本类药物的糖尿病患者应当注意。严重心功能不全、窦性心动过缓、重度房室传导阻滞和支气管哮喘等患者禁用。心肌梗死、肝功能不全者应慎用。长期用药者不宜突然停药，须逐渐减量停药，否则会出现反跳现象。

2.何谓反跳现象？

答：反跳现象是指长期用药后突然停药，原有疾病症状迅速加重的现象，也称为停药反应。

任务四　苯巴比妥钠的抗惊厥作用

1.简述巴比妥类药物的药理作用及临床应用。

答：巴比妥类对中枢神经系统有普遍性抑制作用。其随着剂量的增加，中枢抑制作用由弱变强，相应表现为镇静、催眠、抗惊厥及抗癫痫、麻醉等作用。大剂量对心血管系统也有抑制作用。10倍催眠量可引起呼吸中枢麻痹而致死。

(1)镇静催眠：小剂量巴比妥类药物可起到镇静作用，可缓解焦虑、烦躁不安状态。中等剂量可以催眠，即缩短入睡时间，减少觉醒次数和延长睡眠时间。

(2)抗惊厥：苯巴比妥有较强的抗惊厥及抗癫痫作用。临床用于癫痫大发作和癫痫持续状态的治疗。也可用于小儿高热、破伤风、子痫、脑炎及中枢兴奋药中毒引起的

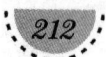

惊厥。

(3)麻醉及麻醉前给药:用于麻醉或缓解患者术前紧张情绪。硫喷妥钠可用作静脉麻醉。

(4)增强中枢抑制药作用。

2.简述尼可刹米的药理作用及临床应用。

答:尼可刹米(烟酸二乙胺)能直接兴奋延髓呼吸中枢,使呼吸加深加快。也可通过刺激颈动脉窦和主动脉体的化学感受器,反射性地兴奋呼吸中枢,并提高呼吸中枢对二氧化碳的敏感性。对大脑皮质、血管运动中枢及脊髓也有较弱的兴奋作用,对其他器官则无直接兴奋作用,剂量过大可引起惊厥。

可用于各种原因引起的中枢性呼吸抑制,其中对吗啡类药物中毒所致呼吸抑制效果最好,对吸入全麻药中毒次之,对巴比妥药物中毒效果最差。对肺心病引起的呼吸衰竭有效。用于各种原因引起的慢性阻塞性肺疾患并伴有高碳酸血症等。

任务五 氯丙嗪的降温作用

1.分析1、2、3、4号小白鼠两次测得体温不同的原因?

答:给1、2号小鼠均腹腔注射生理盐水,给3、4号小鼠均腹腔注射0.1%盐酸氯丙嗪溶液;把1号和3号小鼠用玻璃钟罩罩住,放置于室温观察,把2号和4号小白鼠放进大烧杯,放置于冰箱中(10℃左右);由于氯丙嗪会使体温调节失灵,使机体的温度随着外界环境温度的改变而改变,将注射氯丙嗪的小鼠置于冰箱内,低温环境会使小鼠体温随着环境温度下降而下降,所以两次测得体温不同。

2.根据本次的实验结果,讨论氯丙嗪发挥降温的作用机制及作用特点。

答:氯丙嗪可抑制体温调节中枢,使体温调节中枢失灵,体温随外界环境温度的变化而变化。在外界环境温度低于机体正常温度时,可使实验动物体温降到正常水平以下。

3.氯丙嗪过量或中毒所致血压下降,为什么不能应用肾上腺素?

答:氯丙嗪降压主要是由于阻断α受体。肾上腺素可激活α和β受体产生心血管效应。氯丙嗪中毒时,肾上腺素用后仅表现β效应,结果使血压更加降低,故不宜选用,而应选用主要激动α受体的去甲肾上腺素。

4.精神分裂症患者,大剂量注射氯丙嗪后早期可见到什么症状?为什么?用何药对抗?长期大剂量用药后最主要的不良反应是什么?为什么?如何处理?

答:大剂量注射氯丙嗪后可致明显的直立性低血压,这主要是因为氯丙嗪能阻断α受体,抑制血管运动中枢,并直接扩张血管所致,此时引起的低血压不能用肾上腺素纠正,而应用去甲肾上腺素。长期大剂量服用氯丙嗪后,可出现锥体外系反应,这主要是由于氯丙嗪阻断了黑质-纹状体通路的多巴胺受体的结果,应用苯海索可使症状缓解,但最好是减少氯丙嗪的用量,尽量避免长期或大量用药。

任务六 镇痛药的镇痛作用

1.简述推断1、2、3号药品药名的动物表现依据。

答:根据实验过程中三只小白鼠出现扭体反应的强弱程度推断1、2、3号药品药名,扭体反应最明显、次数最多的小鼠所对应的药物镇痛作用最弱,扭体反应最弱、次数最少的小鼠所对应的药物镇痛作用最强。

2.比较镇痛药与解热镇痛药在镇痛作用方面的不同及应用。

答:镇痛药为中枢性的镇痛药,即阿片受体拮抗剂,它的作用点为中枢,通过抑制中枢的阿片受体而达到镇痛的作用。而解热镇痛药属于外周性的镇痛药,通过抑制外周前列腺素的合成而起到镇痛的作用。中枢性的镇痛药属于强效镇痛药,常用于重度疼痛的治疗。而解热镇痛药主要用于轻、中度疼痛的治疗。

3.何谓药物依赖性?药物依赖性可分哪几种?各有何特征?

答:药物依赖性又称药物成瘾或药物成瘾性,也俗称"药瘾",是指药物长期与机体相互作用,使机体在生理机能、生化过程和/或形态学发生特异性、代偿性和适应性改变的特性,停止用药可导致机体的不适和/或心理上的渴求。

依赖性可分为躯体依赖性和精神依赖性。

躯体依赖性主要是机体对长期使用依赖性药物所产生的一种适应状态,包括耐受性和停药后的戒断症状。精神依赖性是指药物对中枢神经系统作用所产生的一种特殊的精神效应,表现为对药物的强烈渴求和强迫性觅药行为。

任务七 药物对兔眼瞳孔的影响

1.毛果芸香碱的主要药理作用和临床应用是什么?

答:毛果芸香碱能直接激动M受体,对眼和腺体作用明显。滴眼后可导致缩瞳、降低眼内压,有调节痉挛作用;吸收后可引起腺体分泌增加,尤其使汗腺、唾液腺分泌增加。临床主要用于治疗青光眼,对闭角型青光眼和开角型青光眼均有效。还可治疗虹膜炎,常与扩瞳药交替应用,以防止虹膜与晶状体的粘连。

2.简述阿托品的主要不良反应,过量中毒症状及其解救。

答:阿托品因作用广泛,当利用其某一种作用时,其他作用就成为副作用,常见有口干、视力模糊、心悸、皮肤潮红、排尿困难、便秘等。过量中毒出现中枢兴奋、高热、言语不清、烦躁不安、呼吸加深加快、幻觉、惊厥等,严重时由兴奋转入抑制、昏迷和呼吸麻痹致死。解救措施:如口服中毒须洗胃、排出胃内药物。外周中毒症状可用毛果芸香碱、新斯的明或毒扁豆碱等解救,但因解救有机磷酸酯类中毒而应用阿托品过量时,不能用新斯的明和毒扁豆碱等抗胆碱酯酶药解救。中枢兴奋症状可适量应用地西泮对抗。

任务八　尼可刹米对呼吸抑制的解救

1.吗啡引起呼吸抑制的机制是什么？

答：治疗量即可使呼吸频率减慢、潮气量降低、每分通气量减少，其中呼吸频率减慢尤为突出，与麻醉药、镇静催眠药以及酒精等合用，加重其呼吸抑制。吗啡的呼吸抑制与降低呼吸中枢对血液 CO_2 张力的敏感性以及抑制脑桥呼吸调节中枢有关。呼吸抑制是吗啡急性中毒致死的主要原因。

2.为什么尼可刹米较适用于吗啡急性中毒的解救？使用时应注意什么？

答：吗啡通过降低延脑呼吸中枢对二氧化碳的敏感性及抑制脑桥呼吸中枢两种机制产生呼吸抑制，尼可刹米可以选择性的直接兴奋延髓呼吸中枢，提高呼吸中枢对二氧化碳的敏感性，也可以刺激颈动脉体和主动脉体化学感受器使呼吸加深加快，所以较适用。

3.叙述中枢兴奋药共同作用特点。

答：（1）中枢神经系统反应：小剂量选择性兴奋大脑皮层，使精神振奋，睡意消失，改善思维，提高效应。较大剂量兴奋呼吸中枢和血管运动中枢，可用于治疗中枢性呼吸衰竭。

（2）心血管系统反应：能收缩脑动脉，减轻血管搏动，故可与解热镇痛药合用治疗一般性头痛，与麦角胺合用治疗偏头痛。

4.吗啡中毒的临床表现主要有哪些？

答：吗啡是临床麻醉中常用的一种麻醉性镇痛药，常用于麻醉前用药和术后镇痛。使用吗啡后可能会出现一定的并发症，严重的会出现吗啡中毒。吗啡急性中毒后的临床表现：患者头晕，恶心呕吐，面色苍白，严重的会导致昏迷，瞳孔极度缩小，严重缺氧时则瞳孔极度散大，重度呼吸抑制，血压降低甚至休克。呼吸抑制导致的呼吸衰竭是患者死亡的主要原因。

项目三　作用于内脏药物

任务一　硫酸镁的导泻作用

1.简述硫酸镁的药理作用、临床应用及不良反应。

答：药理作用及临床应用：导泻、利胆、抗惊厥、降低血压、消炎去肿。

不良反应：口服刺激肠壁易导致盆腔充血，腹泻严重可引起水、电解质平衡紊乱。静脉注射过量或过快，可导致血压急剧下降、呼吸抑制等中毒症状，甚至死亡，一旦出现，应立即停药并进行人工呼吸、静脉缓慢注射钙盐等解救措施。

2.除了渗透性泻药外，还有哪类泻药？试举例。

答：接触性泻药：酚酞、比沙可啶；润滑性泻药：液状石蜡、甘油、开塞露等。

任务二　药物对尿生成的影响

1. 简述呋塞米的利尿作用部位及作用机制。

答：主要作用部位在髓袢升支粗段 $Na^+-K^+-2Cl^-$ 共同转运系统，可选择性的抑制 NaCl 的重吸收，利尿作用强大。

2. 呋塞米的临床用途有哪些？

答：治疗严重水肿；急性肺水肿和脑水肿；防治急、慢性肾衰竭；加速毒物排出。

3. 简述脱水药的作用和用途。

答：静脉注射后不易渗入组织，产生脱水作用；可通过肾小球滤过产生利尿作用。

4. 去甲肾上腺素的不良反应有哪些？

答：局部组织缺血性坏死；急性肾衰竭。

任务三　药物对血压的影响

1. 简述肾上腺素、去甲肾上腺素、异丙肾上腺素对血压的作用机制。

答：**肾上腺素是 α、β 受体激动药，小剂量使心肌收缩力增强，心率和心排出量增加，皮肤、黏膜、内脏等血管收缩，均可使收缩压和舒张压升高。但同时舒张骨骼肌血管，使舒张压不变或降低。大剂量肾上腺素除兴奋心脏 $β_1$ 受体外，还可使血管 α 受体兴奋作用占优势，使外周阻力显著增高，引起收缩压和舒张压均升高。整体血压升高。**

去甲肾上腺素可激动心脏 $β_1$ 受体，使心率加快，心肌收缩力增强；还可激动血管 α 受体，使外周血管收缩，外周阻力增加，两者均使收缩压和舒张压都升高。

异丙肾上腺素是 β 受体激动药，通过激动血管平滑肌上的 $β_2$ 受体使骨骼肌血管舒张，并与心脏上的 $β_1$ 受体结合，使心率加快，心肌收缩力加强，但以前者作用为主，所以表现为血压的下降。

2. 给予酚妥拉明后，再给予肾上腺素、去甲肾上腺素、异丙肾上腺素，对血压的影响如何？

答：**酚妥拉明是 α 受体阻断药，注射酚妥拉明后再注射肾上腺素，$β_2$ 受体作用占优势，表现为外周阻力下降，翻转了肾上腺素的升压作用；注射去甲肾上腺素后，α 受体作用减弱或被取消，使外周阻力增大或不变，从而血压升高或不变；注射异丙肾上腺素后，$β_2$ 受体激动，血管舒张，外周阻力减小，血压下降。**

3. 给予普萘洛尔后，再给予肾上腺素、去甲肾上腺素、异丙肾上腺素，对血压的影响如何？

答：**普萘洛尔是 β 受体阻断药，能阻断 $β_1$ 受体，使心率下降，心肌收缩力降低，冠状动脉血流量减小，心输出量减小，并且通过阻断肾 $β_1$ 受体肾素释放减少，使血管舒张，外周阻力下降，从而使血压降低。注射肾上腺素后，α 作用占优势，使外周阻力增大，血压升**

高;注射去甲肾上腺素后,α作用被激活,血管收缩,引起血压升高;而异丙肾上腺素的β受体激动作用被普萘洛尔阻断,扩血管作用被取消,血压下降。

4.简述普萘洛尔的药理作用和临床应用。

答:普萘洛尔为典型的β受体阻断药,对β_1、β_2受体无选择性,其膜稳定作用较强,但无内在拟交感活性。可使心肌收缩力减弱,高血压患者血压下降,并收缩支气管平滑肌,增加呼吸道阻力。临床常用于治疗心律失常、心绞痛、高血压和甲状腺功能亢进等,也用于治疗焦虑症、肌颤动、肝硬化导致的上消化道出血及预防偏头痛等。

任务四 药物对凝血时间的影响

1.肝素在使用过程中为什么会出现自发性出血?

答:肝素是抗凝血的药物,在使用过程中,若剂量过大,活化部分凝血活酶的时间延长,会导致自发性出血。

2.肝素引起的自发性出血,宜使用的抢救药物是什么?

答:肝素引起的自发性出血用鱼精蛋白对抗。

3.肝素的抗凝血作用机制是什么?

答:肝素的抗凝血作用机制主要是通过增强抗凝血酶Ⅲ(AT-Ⅲ)的活性而发挥作用的。

4.酚磺乙胺和肝素各对凝血时间有何影响?

答:酚磺乙胺可缩短凝血时间,是促凝血药;肝素可延长凝血时间,是抗凝血药。

任务五 胰岛素过量毒性反应及其解救

1.哪些类型的糖尿病患者应该用胰岛素治疗?

答:①1型糖尿病;②2型糖尿病经饮食控制或用口服降血糖药未使血糖降低至理想水平者;③2型糖尿病初始治疗时,需要迅速降低血糖至正常水平者;④发生各种严重或急性并发症的糖尿病,如酮症酸中毒及非酮症性高渗性昏迷;⑤糖尿病合并重度感染、消耗性疾病、高热、妊娠、创伤以及手术。

2.胰岛素用量过大或用药后未按时进餐,最常见的不良反应是什么?此时血钾会有什么变化?应做如何处理?

答:低血糖;血钾浓度降低;防治低血糖反应除了补充葡萄糖,还应补充氯化钾。

3.糖尿病患者并发症的危害有哪些?

答:(1)大血管病变:会出现心脏的病变、脑血管的病变,严重的患者会出现心肌梗死,甚至脑梗死,会影响到患者的生活质量,甚至危及生命。

(2)微血管病变:会出现糖尿病的视网膜病变,早期会出现视物模糊、视力下降,晚期就会导致视网膜脱落,甚至引起失明。

(3)肾脏病变:可能会出现糖尿病肾病,会使大量的蛋白随尿液漏出,从而引起双下肢以及颜面部的水肿。晚期会导致肾功能不全,甚至出现肾衰竭。

(4)外周血管病变:会导致糖尿病足的发生,有可能会引起坏疽,严重的会导致截肢,甚至危及生命。

(5)周围神经病变:会出现四肢末端的发麻、发凉、疼痛等症状。

4.除了药物控制糖尿病患者的血糖外,还应采取什么措施防止或延缓并发症的发生?

答:糖尿病必须采取综合治疗,在饮食疗法和运动治疗的基础上,根据患者病情应用胰岛素或者口服降血糖药治疗,目的是使患者的血糖控制在正常或接近正常范围,缓解或消除糖尿病症状,防止或延缓并发症。

任务六 药物的镇咳作用

1.可待因镇咳作用迅速强大,尤其适用于哪种患者?

答:可待因属于中枢性镇咳药,口服容易吸收,生物利用度达60%,约20分钟起效,0.75~1小时达峰值血药浓度,$t_{1/2}$为2~4小时,作用持续4~6小时。可待因可直接抑制延脑咳嗽中枢,镇咳作用快而强,作用强度约为吗啡的1/4,主要用于各种原因引起的剧烈干咳,尤其适用于伴有胸痛的剧烈干咳患者。其复方制剂广泛应用于无痰干咳、剧烈频繁咳嗽以及中度以上疼痛。

2.媒体报道喝止咳药水成瘾的问题,感冒咳嗽时我们又常常会用到止咳药水,是否都会成瘾?

答:可待因主要表现为生理依赖性和心理依赖性,一般戒断症状较轻,心理依赖性较突出,止咳药水之所以会上瘾,是因为含有磷酸可待因和盐酸麻黄碱。磷酸可待因属于中枢性镇咳药,患者大量服用会产生欣快感和幻觉,长期服用会上瘾。麻黄碱是制冰毒等的原材料,长期大量服用也容易上瘾。因此含有可待因等致瘾性药物的止咳药水才有可能导致成瘾,但是,比如止咳糖浆川贝枇杷露等中成药没有以上成分,使用时并不会上瘾。此类药物属于处方药,患者需按照医生要求的剂量用药,一般情况下连续用药不超过7天。

3.患者可否用温开水送服止咳糖浆?

答:服用止咳糖浆,不宜用热水送服;止咳糖浆口服后会在咽喉部形成一层保护性"薄膜",减轻炎症反应,阻断刺激,缓解咳嗽,而发挥更好的治疗作用;另一方面,止咳药被人体吸收后直接发挥镇咳作用。当用药后立即饮水时,会稀释糖浆,降低黏稠度,黏附在黏膜上的有效药量减少,导致保护性"薄膜"不能形成,降低药物的治疗效果。

任务七 药物的祛痰作用

1.讨论祛痰药的作用原理。

答:氯化铵口服后,刺激胃黏膜引起恶心,通过迷走神经反射性促进支气管腺体分泌

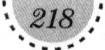

增加,从而稀释痰液,使痰液容易咳出;同时,部分药物从呼吸道排出,提高管腔渗透压,使呼吸道水分增加而稀释痰液。

2.祛痰药物有什么临床意义?

答:呼吸道有炎症时会形成痰,黏痰在气道堆积或形成黏液栓,引起气道狭窄甚至阻塞气道,导致患者出现喘息。祛痰药能使痰液变稀或黏滞性降低、使痰液容易排出。

3.祛痰药在使用时有哪些注意事项?

答:临床常用的祛痰药一般没有明显的毒副作用,为防止严重不良反应的发生,在使用过程中仍需密切观察,选用祛痰药需根据患者的病情和自身情况等综合考虑。氯化铵宜饭后服用,过量或长期服用可产生酸中毒或低血钾,消化性溃疡患者和肝、肾功能不全者慎用,严重肝、肾功能不全及酸血症者禁用。

任务八　药物的抗胃溃疡作用

1.讨论胃溃疡的成因。

答:胃酸分泌过多对胃黏膜造成损伤,是胃溃疡发生的最主要原因;幽门螺杆菌的感染,释放的毒素可以引起胃黏膜损伤;应激状态下,比如情绪激动、大的创伤、巨大的生活变故、长期焦虑都可以引起胃溃疡;非甾体抗炎药等药物,如阿司匹林等也可引起胃溃疡。

2.简述氢氧化铝凝胶对溃疡病的防治作用。

答:服用后中和胃酸,降低胃液酸度,降低胃蛋白酶活性,缓解溃疡的疼痛和促进愈合。

3.简述雷尼替丁对溃疡病的防治作用。

答:阻断胃壁细胞上的 H_2 受体,抑制胃酸分泌,对基础胃酸分泌和夜间胃酸分泌有良好的抑制作用,主要用于消化性溃疡、胃酸分泌增多症。

项目四　化学治疗药物

任务一　青霉素的抗菌作用

1.青霉素的抗菌作用机制是什么?

答:青霉素结构中的 β-内酰胺环与敏感菌胞浆膜上的青霉素结合蛋白结合,从而抑制了细菌细胞壁的生物合成,导致细胞壁成分缺损,菌体膨胀、破裂、死亡,属繁殖期杀菌药。

2.金黄色葡萄球菌对青霉素产生耐药性的原因是什么?

答:金黄色葡萄球菌对 β-内酰胺类抗生素产生耐药性的机制主要是产生 β-内酰胺

酶,使药物结构中β-内酰胺环裂解而失活,无法发挥抗菌作用,抗菌作用减弱。

任务二　链霉素的毒性反应

1.链霉素为什么会导致肌无力?

答:链霉素大剂量静脉滴注或腹腔注射时,能够与血液中的钙离子络合,体内游离的钙离子浓度下降,抑制ACh的释放,出现四肢软弱无力、呼吸困难,甚至呼吸抑制等毒性反应。

2.氯化钙为什么可以抢救链霉素导致的肌无力?

答:钙剂能升高血液中钙离子的浓度,使ACh的释放增多,从而对抗链霉素的毒性反应。

3.为什么链霉素不能静脉推注?

答:链霉素直接静脉推注,血药浓度突然升高可发生神经肌肉接头阻滞,引起呼吸抑制。

4.链霉素的不良反应都有哪些?

答:耳毒性,多见于前庭功能损伤,表现为眩晕、恶心、呕吐、眼球震颤和平衡失调等;肾毒性。常见蛋白尿、管型尿等,严重者可导致无尿、氮质血症和肾衰竭;神经肌肉麻痹,可出现肌肉麻痹、四肢瘫痪、呼吸困难、心肌抑制、血压下降、呼吸抑制;过敏反应。皮疹、发热、嗜酸性粒细胞升高多见,也可引起过敏性休克。

任务三　药物的体外抗菌活性实验

1.什么是抗菌谱?

答:抗菌谱指一种或一类抗生素(或抗菌药物)所能抑制或杀灭微生物的类、属、种范围。

2.什么是抗菌活性?

答:抗菌活性是指抗菌药抑制或杀灭病原微生物的能力。可用体外抑菌试验和体内实验治疗法测定。

3.什么是最低抑菌浓度?

答:最低抑菌浓度指的是能够抑制培养基内细菌生长的最低浓度。

任务四　红霉素的配伍实验

1.红霉素有哪些不良反应?

答:红霉素不良反应主要有胃肠道反应;局部刺激;过敏反应;肝功能损害;假膜性肠炎;耳毒性;心脏毒性。

2.为什么红霉素在不同的溶液中溶解度不同?

答:红霉素的乳糖酸根离子在不同的溶媒中容易被其他离子置换,从而导致乳糖酸红霉素不同的溶解度。比如用生理盐水做溶媒,氯离子就会置换乳酸根离子,形成盐酸红霉素的沉淀物。

3.应用红霉素有哪些注意事项?

答:应用红霉素不宜肌内注射;定期检测肝功能;用药期间注意观察,患者有无眩晕、耳鸣等症状;禁止与同样有心脏毒性的药物合用,避免加大心脏毒性;注意溶媒的选择。

任务五　磺胺嘧啶溶解度的测定

1.磺胺类抗菌药物有哪些临床应用?

答:全身性感染:流行性脑脊髓膜炎、呼吸系统感染、肠道感染、泌尿道感染;肠道感染,是溃疡性结肠炎首选;局部感染:结膜炎、角膜炎、烧伤、创伤后感染。

2.磺胺类抗菌药物有哪些不良反应?

答:胃肠道反应;肾脏损伤;血液系统反应;过敏反应;肝脏损伤;黄疸等。

任务六　磺胺嘧啶血药浓度的测定

1.磺胺类抗菌药物有哪些临床应用?

答:全身性感染:流行性脑脊髓膜炎、呼吸系统感染、肠道感染、泌尿道感染;
肠道感染,是溃疡性结肠炎首选;局部感染:结膜炎、角膜炎、烧伤、创伤后感染。

2.磺胺类抗菌药物有哪些不良反应?

答:胃肠道反应;肾脏损伤;血液系统反应;过敏反应;肝脏损伤;黄疸等。

任务七　氟尿嘧啶对小鼠肉瘤的抑制作用

1.抗肿瘤药共有的不良反应有哪些?

答:骨髓抑制是肿瘤化疗的最大障碍之一,除激素类、博莱霉素和L-门冬酰胺酶外,大多数抗肿瘤药物均有不同程度的骨髓抑制;消化道反应,恶心和呕吐是抗肿瘤药物的最常见毒性反应;脱发,多数抗肿瘤药物都能引起不同程度的脱发。

2.抗肿瘤药按作用机制分为哪几类?

答:根据抗肿瘤药作用机制的不同可大致分为五类。

(1)影响核酸生物合成的药物,如甲氨蝶呤等。

(2)破坏DNA结构和功能的药物,如烷化剂、丝裂霉素等。

(3)嵌入DNA中干扰转录RNA的药物,如柔红霉素等。

(4)影响蛋白质合成的药物,如:长春新碱。

(5)影响体内激素平衡的药物,如肾上腺皮质激素、雌激素等。

参考文献

[1] 杨宝峰,陈建国.药理学[M].9版.北京:人民卫生出版社,2021.
[2] 王开贞,李卫平.药理学[M].8版.北京:人民卫生出版社,2019.
[3] 辛勤,王传功.药理学实验教程[M].2版.北京:人民卫生出版社,2021.
[4] 陈建国,吕延杰.药理学实验指导[M].北京:人民卫生出版社,2016.
[5] 周轶平,彭芳,曾广智.药理学实验与学习指导[M].北京:科学出版社,2022.
[6] 国家药典委员会.中华人民共和国药典[M].北京:中国医药科技出版社,2020.
[7] 国家药典委员会.中国药品通用名称[M].北京:化学工业出版社,1997.
[8] 国家药典委员会.中国药品通用名称增补[M].北京:化学工业出版社,2005.